新 DS NOW
Digestive Surgery

③

肝癌に対する標準手術
手技習得へのナビゲート

◆担当編集委員
新田浩幸
岩手医科大学医学部
外科学講座 准教授

◆編集委員
主幹 **白石憲男**
大分大学医学部
総合外科・地域連携学講座 教授

北川裕久
倉敷中央病院外科 部長

新田浩幸
岩手医科大学医学部
外科学講座 准教授

山口茂樹
埼玉医科大学国際医療センター
消化器外科 教授

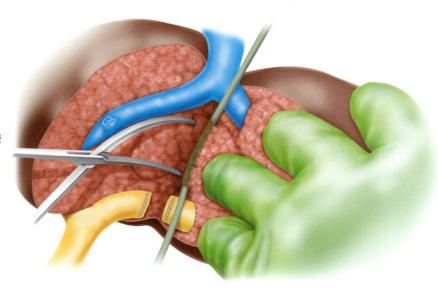

MEDICAL VIEW

本書では，厳密な指示・副作用・投薬スケジュール等について記載されていますが，これらは変更される可能性があります．本書で言及されている薬品については，製品に添付されている製造者による情報を十分にご参照ください．

DS NOW Updated No.3
Standard surgical techniques for liver cancer
(ISBN 978-4-7583-1652-1 C3347)

Editor：Hiroyuki Nitta

2019. 6.20 1st ed

©MEDICAL VIEW, 2019
Printed and Bound in Japan

Medical View Co., Ltd.
2-30 Ichigayahonmuracho, Shinjyukuku, Tokyo, 162-0845, Japan
E-mail ed@medicalview.co.jp

序　文

　肝切除はこの10年で大きな進歩を遂げ，部分切除と外側区域切除を腹腔鏡下で行う施設が増えました。また，腹腔鏡による亜区域切除や葉切除などの手術手技も確立されつつあり，今後のさらなる普及が予想されます。しかし，現時点の肝切除における腹腔鏡手術の割合は約20％であり，教育的な面を含めて開腹肝切除の重要性は変わっていません。肝切除が他の消化器手術と決定的に違うことは致死的なリスクを多く有していることにあり，先達が築き上げてきた開腹肝切除の基本を習得することが，安全な腹腔鏡肝切除の発展にもつながります。

　2008年に発刊された『DS NOW』シリーズも10年が経過しました。理解しやすいイラストと解説により，多くの若手外科医の教科書として役立ったものと思います。しかし，学会，講演，手術書を見て聴いて，理解したつもりでやってみるがうまくいかない，そのような経験があると思います。自分もそうでした。その多くが，どのようにすればGlisson鞘や肝静脈をきれいに露出できるのか，といったきれいな術野にたどり着くまでのアプローチのコツにあると思います。また，そのための準備や，何かあった場合のトラブル・シューティングも重要です。この『新DS NOW』シリーズでは，これらを系統的かつ詳細に解説しており，手術動画も視聴できます。開腹肝切除の動画付き手術書はこれまでに無いものであり，若手外科医にとって大いに参考となるものです。

　この『肝癌に対する標準手術 — 手技習得へのナビゲート』は，開腹手術から学ぶ安全な肝切除の基本，腹腔鏡手術から学ぶ精緻な解剖と新たな手術手技を融合したものとなっており，若手外科医だけではなく，指導者，手術室スタッフにも役立つ手術書と思います。発刊にあたりまして，ご執筆いただいたエキスパートの先生方，メジカルビュー社の方々に心より感謝申し上げます。

　2019年6月

新田浩幸

目 次

肝癌に対する標準手術
― 手技習得へのナビゲート ―

肝臓

開腹下肝部分切除術	石崎　守彦 ほか	2
腹腔鏡下肝部分切除術	工藤　雅史 ほか	26
開腹下肝外側区域切除術	鳥口　寛 ほか	48
腹腔鏡下肝外側区域切除術	金沢　景繁	68
開腹下系統的肝亜区域切除術	真木　治文 ほか	88
左肝切除術	片桐　聡	116
右肝切除術	高原　武志 ほか	142

執筆者一覧

- **担当編集委員**　　新田　浩幸　岩手医科大学医学部外科学講座 准教授

- **執筆者（掲載順）**
  - 石崎　守彦　関西医科大学外科学講座肝胆膵外科 診療講師
  - 松井　康輔　関西医科大学外科学講座肝胆膵外科 講師
  - 海堀　昌樹　関西医科大学外科学講座肝胆膵外科 診療教授
  - 工藤　雅史　国立がん研究センター東病院肝胆膵外科
  - 後藤田直人　国立がん研究センター東病院肝胆膵外科長
  - 鳥口　　寛　兵庫医科大学肝胆膵外科
  - 波多野悦朗　兵庫医科大学肝胆膵外科 教授／診療部長
  - 金沢　景繁　大阪市立総合医療センター肝胆膵外科 部長
  - 真木　治文　東京大学医学部肝胆膵外科・人工臓器移植外科
  - 赤松　延久　東京大学医学部肝胆膵外科・人工臓器移植外科 講師
  - 長谷川　潔　東京大学医学部肝胆膵外科・人工臓器移植外科 教授
  - 片桐　　聡　東京女子医科大学八千代医療センター消化器外科 臨床教授／診療科長
  - 高原　武志　岩手医科大学医学部外科学講座 講師
  - 新田　浩幸　岩手医科大学医学部外科学講座 准教授

Web動画目次 （本文中の 🎥 は動画のマークです。）

項目		動画タイトル	動画の長さ	掲載ページ
開腹下肝部分切除術	動画1	通常症例に対する肝切除	03:56	p.17
	動画2	巨大肝癌に対する肝切除	03:41	p.17
腹腔鏡下肝部分切除術	動画1	Pringle法の準備	01:16	p.35
	動画2	肝離断の基本	02:09	p.37
	動画3	半球状切除による肝離断	02:01	p.42
開腹下肝外側区域切除術	動画1	外側区域Glissonの処理	02:01	p.57
	動画2	CUSAによる肝実質切離	00:58	p.59
	動画3	自動縫合器による左肝静脈処理	00:37	p.61
腹腔鏡下肝外側区域切除術	動画1	肝外側区域の授動	01:23	p.75
	動画2	肝切離	02:52	p.77
	動画3	自動縫合器によるGlisson処理	02:11	p.80
	動画4	外側区域Glissonの個別処理	02:40	p.82
	動画5	術中出血	01:08	p.85
	動画6	術中胆汁漏	01:08	p.86
開腹下系統的肝亜区域切除術	動画1	術中エコー	01:39	p.96
	動画2	肝授動	03:05	p.99
	動画3	標的門脈枝の穿刺と染色マーキング	02:18	p.101
	動画4	肝離断	03:02	p.103
	動画5	術中出血	01:25	p.113
左肝切除術	動画1	開腹，間膜剥離，IVC把持，脱転まで	01:14	p.120
	動画2	肝門左Glisson処理	02:06	p.129
	動画3	肝離断，LHV切離	02:13	p.136
	動画4	左葉切除完成	01:00	p.138
右肝切除術	動画1	Glisson一括処理：開腹	03:33	p.150
	動画2	Glisson一括処理：腹腔鏡	06:51	p.150
	動画3	肝授動	05:46	p.155
	動画4	肝離断1	06:03	p.157
	動画5	肝離断2	05:32	p.157

動画視聴方法

本書の内容に関連した動画をメジカルビュー社のホームページでストリーミング配信しております。解説と関連する動画のある箇所にはQRコードを表示しています。
下記の手順でご利用ください（下記はPCで表示した場合の画面です。スマートフォンで見た場合の画面とは異なります）。

＊動画配信は本書刊行から一定期間経過後に終了いたしますので，あらかじめご了承ください。

1 動画配信ページにアクセスします。
http://www.medicalview.co.jp/movies/

スマートフォンやタブレット端末では，QRコードから左記❸のパスワード入力画面にアクセス可能です。その際はQRコードリーダーのブラウザではなく，SafariやChrome，標準ブラウザでご覧ください。

2 表示されたページにある本書タイトルをクリックします。次のページで，本書タイトル付近にある「動画視聴ページへ」ボタンを押します。

新DS NOW No.3
肝癌に対する標準手術
手技習得へのナビゲート
2019年6月17日刊行

3 パスワード入力画面が表示されますので，利用規約にご同意のうえ，右のスクラッチをコインなどで削り，記載されているパスワードを半角数字で入力します。

4 本書の動画視聴ページが表示されます。視聴したい動画のサムネールをクリックすると動画が再生されます。

動作環境
下記は2019年5月1日時点での動作環境で，予告なく変更となる場合がございます。
● **Windows**
　OS：Windows 10/8.1/7（JavaScriptが動作すること）
　Flash Player：最新バージョン
　ブラウザ：Internet Explorer 11
　　　　　　Chrome・Firefox最新バージョン
● **Macintosh**
　OS：10.14〜10.8（JavaScriptが動作すること）
　Flash Player：最新バージョン
　ブラウザ：Safari・Chrome・Firefox最新バージョン
● **スマートフォン，タブレット端末**
　2019年3月1日時点で最新のiOS端末では動作確認済です。Android端末の場合，端末の種類やブラウザアプリによっては正常に視聴できない場合があります。
　動画を見る際にはインターネットへの接続が必要となります。パソコンをご利用の場合は，2.0Mbps以上のインターネット接続環境をお勧めいたします。また，スマートフォン，タブレット端末をご利用の場合は，パケット通信定額サービス，LTE・Wi-Fi などの高速通信サービスのご利用をお勧めいたします（通信料はお客様のご負担となります）。
　QR コードは（株）デンソーウェーブの登録商標です。

本Web動画の利用は，本書1冊について個人購入者1名に許諾されます。購入者以外の方の利用はできません。
また，図書館・図書室などの複数の方の利用を前提とする場合には，本Web動画の利用はできません。

がん研 肝胆膵外科の繊細な手技がニュアンスまでよくわかる！

がん研 肝胆膵外科 ビデオワークショップ
ことばと動画で魅せる外科の基本・こだわりの手技

監修 齋浦 明夫　編集 石沢 武彰　渡邉 元己

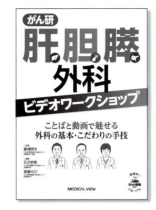

がん研有明病院 肝胆膵外科で毎月行われている「手術ビデオ勉強会」を書籍化。レジデントが日頃は訊けないような手技の疑問に，専門医が勉強会の臨場感そのままの語り口で答えている。通常の手術書では伝えきれない一つ一つの手技のニュアンスを，巧みな言葉，実際の手術映像とシェーマを用いて丁寧に解説した新しい教科書。

定価（本体9,000円＋税）
B5判・160頁・オールカラー
イラスト45点，写真60点
Web動画51本／117分
ISBN978-4-7583-1533-3

目次
- Ⅰ 基本手技についてのQ&A　1）速くて確実な結紮のコツは？　2）状況別に運針法を変えるには？　3）血管周囲の剥離のコツは？／他
- Ⅱ 肝切除のQ&A　1）右肝授動の手順は？　2）速く，正確な肝離断をするためには？　3）肝静脈からの出血のコントロール／他
- Ⅲ 胆管切除・膵切除のQ&A　1）Kocher授動でつまずかないためには？　2）Bursectomyの剥離ラインがわからない　3）「前割り」による膵頭・SMA神経叢郭清のコツ　4）PDでの空腸間膜とTreitz靭帯処理のポイントは？　5）膵上縁の郭清のコツは？　PD編／他
- コラム：学会発表をしよう！ 論文を書こう！ その①～④　海外留学のススメ　外科の日常臨床：日本と米国の違い　外科医のトレーニング：地域の基幹病院，がん専門病院，大学病院で学ぶべきこと　手術シェーマ作成の重要性　針糸のできるまで　外科医とオペナース

がん研有明病院で行われている癌の標準手術を豊富なイラストで解説

がん研スタイル 癌の標準手術
Cancer Surgery Standards; Operative Style of Cancer Institute Hospital, Japan

監修 山口 俊晴　がん研有明病院病院長

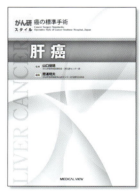

「がん研有明病院」で行われている癌の標準手術手技『がん研スタイル』を，写真では表現できない"見えていない"血管の走行や術者の意識，術者の頭の中のイメージをより具体的に伝えることができる精緻なイラストを豊富に用いて解説したシリーズ。手術の手順に沿って，各場面でのポイントをイラストで示しながら，手技上の注意点・コツをわかりやすく解説。

● A4判・平均200頁・オールカラー

シリーズの構成

肝癌　編集 齋浦 明夫　がん研有明病院消化器センター外科肝胆膵担当部長
定価（本体12,000円＋税）
208頁・イラスト183点，写真32点　ISBN978-4-7583-1508-1

食道癌　編集 渡邊 雅之　がん研有明病院消化器センター食道外科部長
定価（本体13,000円＋税）
216頁・イラスト249点　ISBN978-4-7583-1506-7

胃癌　編集 佐野 武　がん研有明病院消化器センター消化器外科部長
定価（本体12,000円＋税）
192頁・イラスト220点　ISBN978-4-7583-1507-4

結腸癌・直腸癌　編集 上野 雅資　がん研有明病院消化器センター大腸外科部長
定価（本体13,000円＋税）
172頁・イラスト219点，写真84点　ISBN978-4-7583-1510-4

肺癌　編集 奥村 栄　がん研有明病院呼吸器センター長
定価（本体13,000円＋税）
208頁・イラスト250点　ISBN978-4-7583-1511-1

膵癌・胆道癌
定価（本体13,000円＋税）
264頁・イラスト273点，写真50点　ISBN978-4-7583-1509-8

※ご注文，お問い合わせは最寄りの医書取扱店または直接弊社営業部まで。

メジカルビュー社
〒162-0845 東京都新宿区市谷本村町2番30号
TEL.03(5228)2050　E-mail（営業部）eigyo@medicalview.co.jp
FAX.03(5228)2059　http://www.medicalview.co.jp

スマートフォンで書籍の内容紹介や目次がご覧いただけます。

肝臓

- 開腹下肝部分切除術
- 腹腔鏡下肝部分切除術
- 開腹下肝外側区域切除術
- 腹腔鏡下肝外側区域切除術
- 開腹下系統的肝亜区域切除術
- 左肝切除術
- 右肝切除術

開腹下肝部分切除術

石崎守彦，松井康輔，海堀昌樹 関西医科大学外科学講座肝胆膵外科

> **! 手術手技マスターのポイント**
> 1. 肝部分切除術は，腫瘍が深部に存在する場合や主要 Glisson に近接している場合など，腫瘍の大きさや局在によっては難易度が高くなる手術であり，術前，画像によるシミュレーションを十分に行い，解剖学的な位置関係を把握することが重要である。
> 2. 非系統的切除術である肝部分切除術では，系統的切除術に比べ切離中の目印が少ないため，術中超音波検査などを多用することにより 3 次元的に切離線をイメージしながら，腫瘍位置・切除マージンを入念に確認することが必要である。
> 3. 巨大肝癌に対する肝部分切除術などにおいて，特に深部の脈管処理を行う際は極力周囲を剥離し，なるべく視野を広げてから操作することにより脈管損傷を予防することができる。

I 手術を始める前に

1. 手術の適応（臨床判断）

(1) 適応となる場合
- 原発性肝癌は系統的切除術が望ましいが，肝硬変など肝予備能低下により系統的肝切術に耐術できない場合や，2cm 以下で肝表面に近い場合は，本術式の適応となる。
- 転移性肝癌は本術式の適応となることが多い。

(2) 適応としない場合
- 原発性肝癌のうち，系統的切除術が可能な症例。
- Child-Pugh C など肝予備能が著明に低下した症例。
- 肝臓以外に遠隔転移が存在する症例，ならびに全身状態不良例。

2. 手術時の体位と機器（図1）
- 体位は仰臥位とし，硬膜外麻酔を併用した一般的な全身麻酔下に手術を行う。
- 肺梗塞予防のため，下肢に波動マッサージ器を装着あるいは弾性ストッキングを着用する。
- ケント式吊り上げ鉤による高位牽引（吊り上げ鉤のアーチから胸骨までの高さが握り拳約2つ分）を行う。両肋骨弓にタオルをかけ，ケント鉤を装着する。
- 特に右葉病変の場合には左方へローテーションができるように，左骨盤付近にクッションとともに側板を装着する。

図1 体位と機器

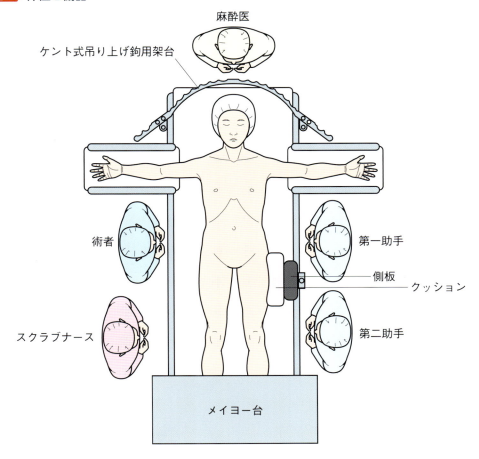

3. 腹壁創（図2）

- 腫瘍の局在により，①右季肋下切開（右葉病変），②上腹部正中切開（左葉病変），③逆L字切開（大腸癌原発巣との同時切除などの場合）がある。

図2 腹壁創

①右季肋下切開

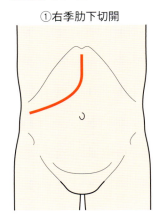

②上腹部正中切開

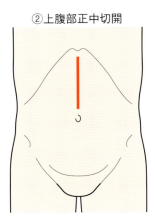

③逆L字切開

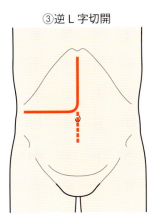

4. 周術期のポイント

（1）術前

- CT, MRIおよび超音波検査などの画像所見を十分検討し，進行度ならびに病変部位の確認を行う。
- 術前3D画像で腫瘍位置および切離ラインをシミュレーションする（図3）。特に巨大肝癌症例の場合は，温存すべき脈管を誤ると致命的であり，細心の注意を払う必要がある（図4）。
- 肝切除量が多い場合や肝予備能低下時は，インドシアニングリーン（ICG）停滞率試験およびアシアロシンチグラフィによる残肝機能評価を行う[1~3]。

図3 術前3D画像によるシミュレーション
a：頭側から見たS4/8部分切除ライン（背側に右肝静脈が走行）
b：腹側から見た切除ライン（G8a, G4a枝を処理）

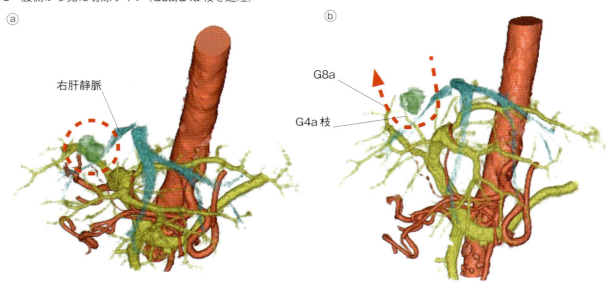

図4 術前3D画像によるシミュレーション（巨大肝癌に対する肝部分切除術）
a：腫瘍右側の切離ライン（前区域Glisson背側枝，右肝静脈は温存）
b：腫瘍左側の切離ライン（中肝静脈は本幹で切離）

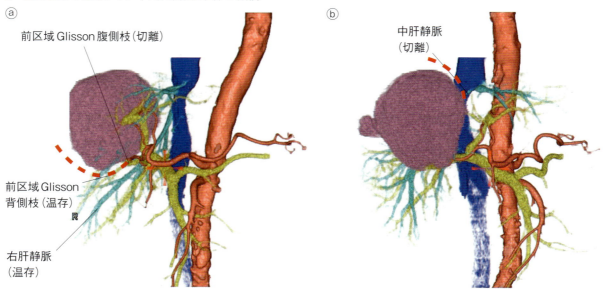

- 大腸癌原発巣同時切除時は腸管前処置を行う。肝切除術のみの場合は行わない。
- 高齢患者に対しては心機能および肺機能評価は必須であり，術前呼吸リハビリテーションなどを行うことが望ましい。
- 上・下部内視鏡検査やPET／CT検査を行い，他臓器癌の有無を確認する。
- 肝機能が低下している場合は食道静脈瘤の有無の確認を行う。その際，F2以上かつレッドカラーサイン陽性の食道静脈瘤を認めた場合は，あらかじめ内視鏡的静脈瘤結紮術（EVL）等の処置を行っておく。

(2) 術後

- 術後1日目より経口摂取が可能である。
- 肝硬変を伴う場合は水分バランスを保つことが必要で，膠質浸透圧を保つために適時アルブミン製剤などを用いる。難治性腹水を発生した場合には，腹水感染に十分留意する必要があり，適切なドレーン管理および培養モニタリングが重要である。
- その他，術後合併症として後出血，胆汁漏，腹腔内膿瘍に留意すべきであり，ドレナージ不良が疑われる場合はCT検査等にて診断し，早急に穿刺ドレナージを考慮する。

Ⅱ 手術を始めよう―手術手技のインデックス！

1. 手術手順の注意点

- 手順としては，開腹→肝授動→腫瘍位置確認→肝実質切離→止血・閉創といった流れとなる。
- 肝部分切除術の適応となる症例は，再肝切除例や大腸手術既往例など，腹腔内の癒着が予想される例が多い。そのため，開腹の際には慎重な剥離操作が重要である。
- 安全な視野確保のためには十分な剥離操作が重要であるが，肝硬変症例などでは術後腹水予防のため，肝授動や剥離は最小限で行うか，省略することもある。

2. 実際の手術手順

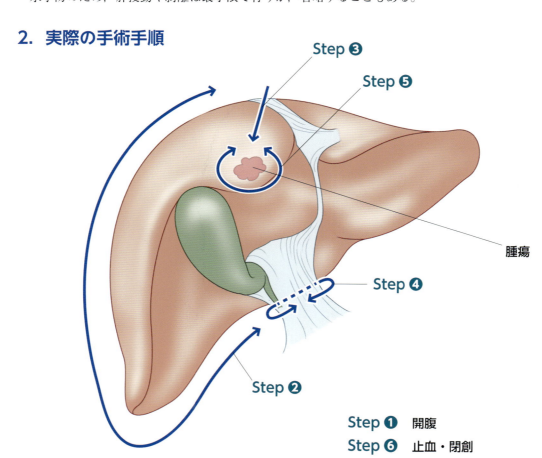

Step ❶ 開腹
Step ❻ 止血・閉創

[Focus は本項にて習得したい手技（後述）]

Step ❶ 開腹 ＊
(p.8)

Step ❷ 肝授動（図 A） Focus 1
(p.9)

Step ❸ 術中超音波検査 ＊
(p.12)

Step ❹ 肝切離前の準備（図 B） Focus 2
(p.13)

Step ❺ 肝実質切離（図 C） Focus 3
(p.15)

Step ❻ 止血・閉創 Focus 4
(p.20)

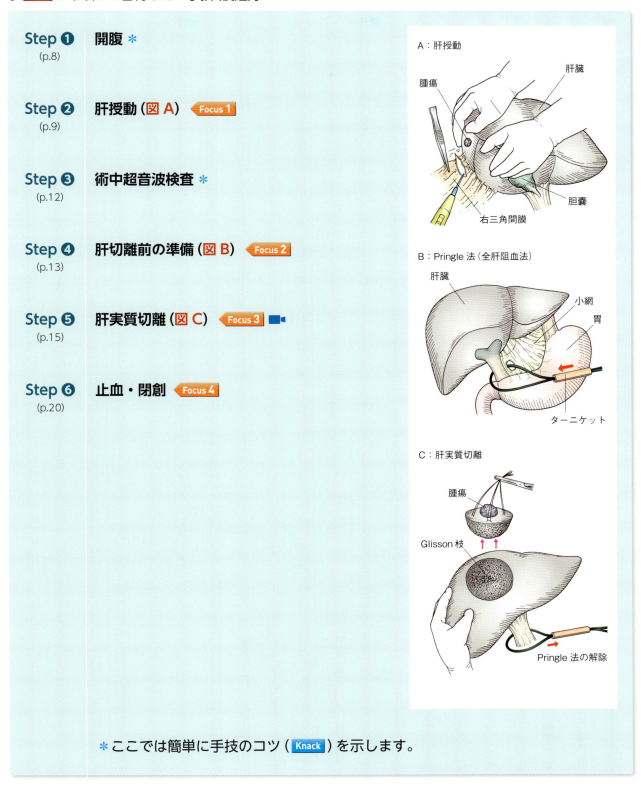

A：肝授動
B：Pringle 法（全肝阻血法）
C：肝実質切離

＊ここでは簡単に手技のコツ（ Knack ）を示します。

Ⅲ 手技をマスターしよう！

Step ❶
Knack 開腹

- 腫瘍が右葉に存在する場合は，通常右季肋部切開を行う．S7，8の巨大腫瘍などにより右肝静脈根部の視野確保が十分でないと予想された場合などは，第9肋間でのJ字切開（開胸・開腹）を行うこともある．また，腫瘍が左葉に存在する場合は，臍レベルまでの上腹部正中切開で行うことが多い．ただし，内側区域の深部に存在する場合や，切除範囲が大きい場合などは，臍レベルを越えて下腹部まで切開を行うか，もしくは右季肋部切開を行うほうが視野が良好である（図2）．
- 次に肝鎌状間膜を切離し，肝円索を結紮処理する（肝硬変で門脈圧が亢進している場合などは，結紮処理しない）．開創器にはケント式吊り上げ鉤を用い，アーチを高めに設置し十分な視野を得ることが重要である（図5）．図6のような右葉の大きい腫瘍を切除する場合は，右季肋部切開を選択する．腹腔内および肝全体を視・触診にて確認し，術中超音波検査で主病巣の確認および他の病巣の検索を行う．

図5 開腹（右季肋部切開）

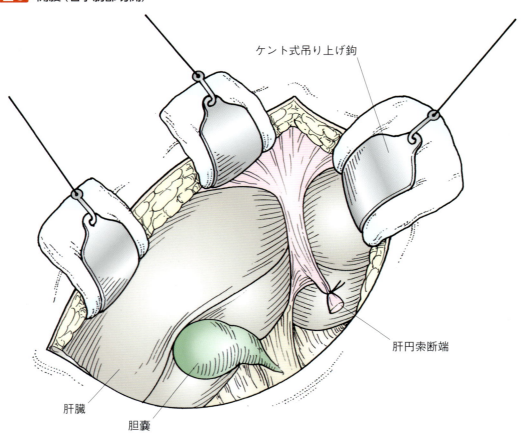

図6 症例提示

71歳男性，肝細胞癌　S7/8，大きさ10cm
a：S7/8領域に10cm大の単発肝細胞癌を認める。
b：腫瘍尾側は前区域腹側枝に近接している。

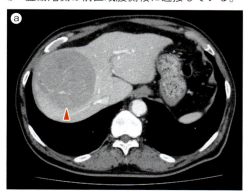
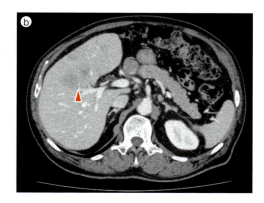

Step ❷
Focus 1 　肝授動

1．手技のスタートとゴール

- 良好な視野で肝切除術を行うための準備として，肝臓を固定している間膜を切離し，後腹膜などの周囲組織から肝臓を剥離し，肝臓の可動性が良好となるように行う操作を肝授動とよぶ。

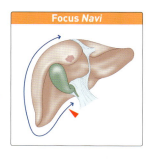

図7 肝授動

a：肝授動の開始時
b：肝授動の終了時

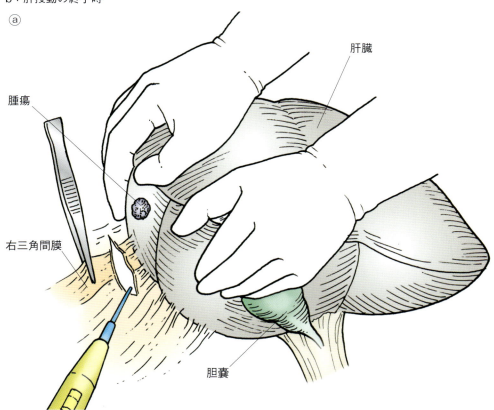

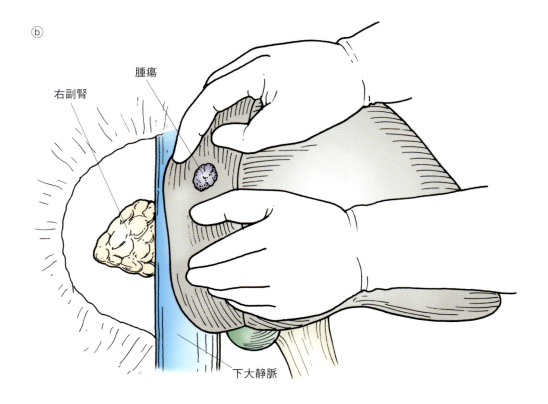

2. 手技の習得

● **手技の概要**

　肝円索，肝鎌状間膜，冠状間膜，三角間膜の切離，後腹膜との間（Bare area）の剝離，右副腎との間の剝離などの操作を，肝切離ラインに応じて最小限に行う。

● **手技習得のポイント**

(1) 腫瘍の位置・大きさに合わせて，必要最小限の授動を行うことを基本とする。肝部分切除術となる症例は肝硬変を伴っていることも多く，術後の腹水増加の原因につながる不要な授動・剝離は避ける。

(2) 腫瘍が頭側寄りに存在する場合は，肝鎌状間膜から冠状間膜を切離していく。その際，術者は左手で肝臓を背尾側へ牽引し，第一助手は肝鎌状間膜を引き上げながら，カウンタートラクションをかけ，術者の右手の電気メスで肝表面に沿って間膜を切離する。肝静脈根部に近くなると，術者は鑷子で間膜をつまみながら第一助手に電気メスで焼却してもらいながら剝離を進める（**図8**）。

(3) 腫瘍が肝右葉に存在する場合は，右三角間膜まで切離し，右副腎の手前まで肝授動を行う。後区域に及ぶ場合は右副腎も剝離し，下大静脈が露出するまで授動を行う。腫瘍が肝外側区域に存在する場合は，左三角間膜まで切離し，肝外側区を授動しておく。腫瘍が肝尾状葉（Spiegel葉）に存在する場合は，短肝静脈を可及的に処理し，下大静脈との間を十分に剝離しておく。

図8 肝授動（肝静脈根部の剥離）

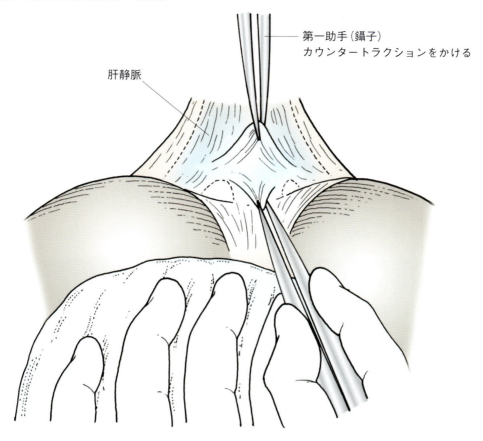

第一助手（鑷子）
カウンタートラクションをかける

肝静脈

3. アセスメント

Q 肝授動開始はどこから行うのか？

▶肝臓に一番テンションのかかった部位から剥離を開始するのがよい（右三角間膜など）。テンションのかかった部分を後に回すと，授動時に肝実質が裂けてしまうことがある。

Q 肝授動はどこまで行うのか？

▶予定肝切離ラインが術者の目の前まで持ち上がってくるまで肝授動を行うと，安全に肝切除が行える．特に右葉の腫瘍の切除中の出血が危惧される場合には，下大静脈が露出するまで脱転を行っておくと，出血時に用手的圧迫を行うことができる．

Q 肝授動のピットフォールは？

▶肝臓と右副腎との間の癒着にはバリエーションが多い．疎性結合織のみで癒着している場合は容易に剥離が可能であるが，広範囲に癒着がみられる場合は注意を要する．その場合は，先に下大静脈と肝臓との間を剥離し，右副腎の背側を確保すると出血時の対応が可能となる．

Step ❸
Knack 術中超音波検査

- 肝授動の後，術中超音波検査で肝全体をくまなく検索し，腫瘍の性状や位置，および他病変の有無を確認する。また，解剖学的な脈管との位置関係の把握を十分に行う。術前シミュレーションと照らし合わせて，切離すべき脈管と温存する脈管とを区別し，それぞれの走行を把握する（図9）。この段階で，腫瘍の大きさ・深さを加味して切離ラインを想定しておく。

図9 術中超音波検査
術中超音波で腫瘍底部の深さ，切離予定の脈管（S8 Glisson枝），および温存予定の脈管（前区域Glisson，右肝静脈）との位置関係を把握する。

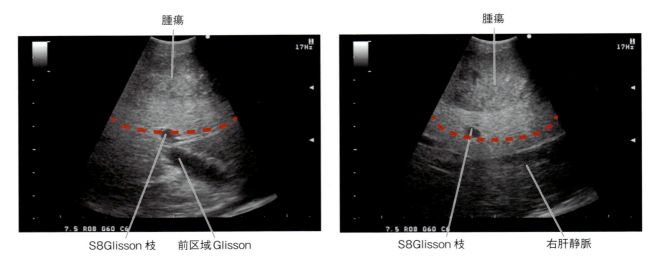

Step ❹
Focus 2　肝切離前の準備

1. 手技のスタートとゴール

- 肝切離の際の出血量を少しでも軽減させるには，Pringle 法が有用である。肝門部に高度な癒着があり剥離困難な症例を除けば，基本的に Pringle 法の準備を行っておくとよい。

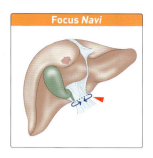

図10 肝切離前の準備
a：肝切離前の準備の開始時
b：Pringle 法

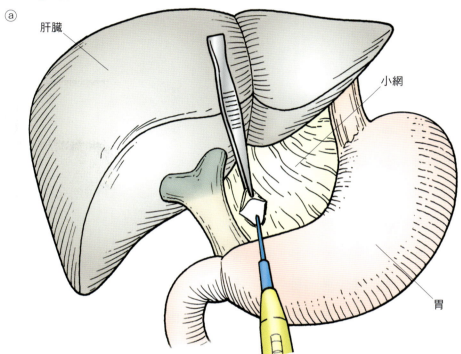

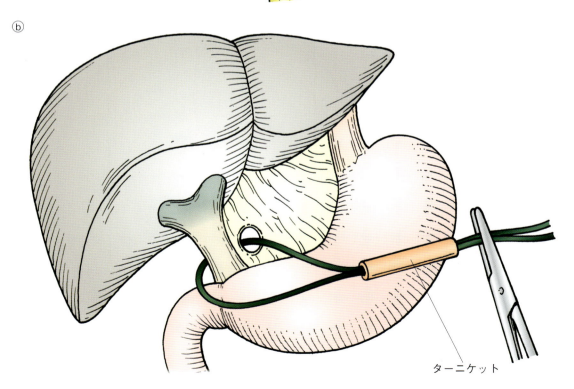

2. 手技の習得

● **手技の概要**
肝十二指腸間膜をテーピングし，ネラトンチューブなどを用いて一時的に駆血し，肝血流を遮断できるように準備する。

● **手技習得のポイント**
(1) 肝切離中の不慮の出血に備え，Pringle 法の準備を行う。小網に小孔を開け，Winslow 孔にテープを通してターニケットを装着する（図 11a）。肝切離中に出血があれば，15 分間遮断・5 分間解放を繰り返して行い，解放中は肝切離を中断し，切離面にガーゼを当て圧迫止血しておく。
(2) 選択的阻血法を行う場合は，肝門部で左右 Glisson 一括テーピングを行い，同様にテープを通してターニケットを装着する。方法としては，メッツェンバウム剪刀にて肝門部の Glisson 鞘とレネック被膜との間隙を見つけ，その間を慎重に剝離を進めていく。細いアンカー枝があれば結紮処理を行うが，尾状葉枝などは温存する。腹側と背側からある程度剝離を進めた後，直角鉗子で Glisson を一括テーピングする（図 11b）。

図11 肝切離前の準備
a：Pringle 法（全肝阻血法）
b：選択的阻血法

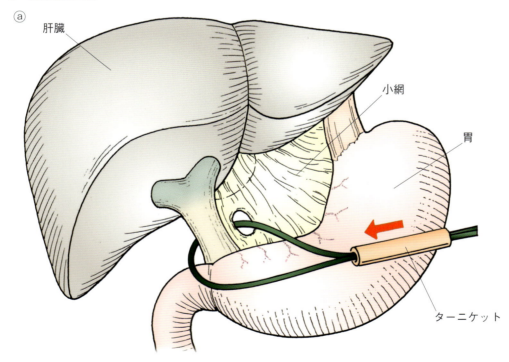

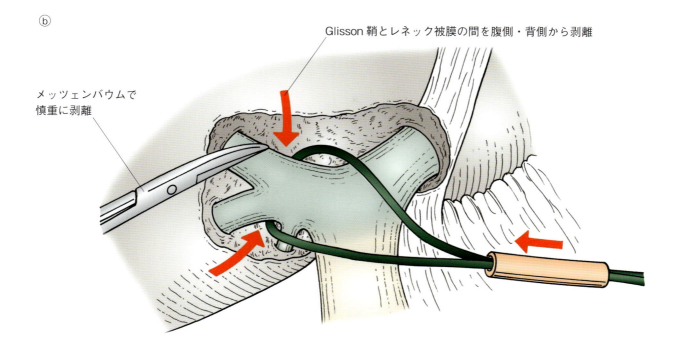

ⓑ　Glisson鞘とレネック被膜の間を腹側・背側から剥離

メッツェンバウムで慎重に剥離

3. アセスメント

Q 肝切除前の準備はどのような場合にどこまで必要か？

▶ 基本的にPringle法の準備は全例行うほうがよい。下大静脈塞栓などが存在する場合は，下大静脈のテーピングおよび遮断の準備も行う。

Q 選択的阻血法はどのような場合に用いるか？

▶ 慢性肝炎や肝硬変症例など，術後肝不全が危惧される場合は，阻血範囲の縮小のため選択的阻血法を用いる場合がある。ただし，Glissonのテーピングの際は，細かい脈管損傷などには十分注意が必要である。

Q 癒着により肝十二指腸間膜のテーピングが困難な場合はどうするか？

▶ 剥離による腸管損傷などが危惧される場合は，無理せずPringle法を行わずに，出血に注意しつつ肝切除を開始する。

Step ❺
Focus 3 ▶ 肝実質切離

1. 手技のスタートとゴール

● 術前画像から想定した肝切離ラインをイメージしながら，腫瘍から十分マージンをとることに注意しつつ，肝実質切離を最後まで進めていく。

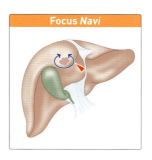

Focus Navi

図12 肝実質切離
a：肝切離の開始時
b：肝切離の終了時

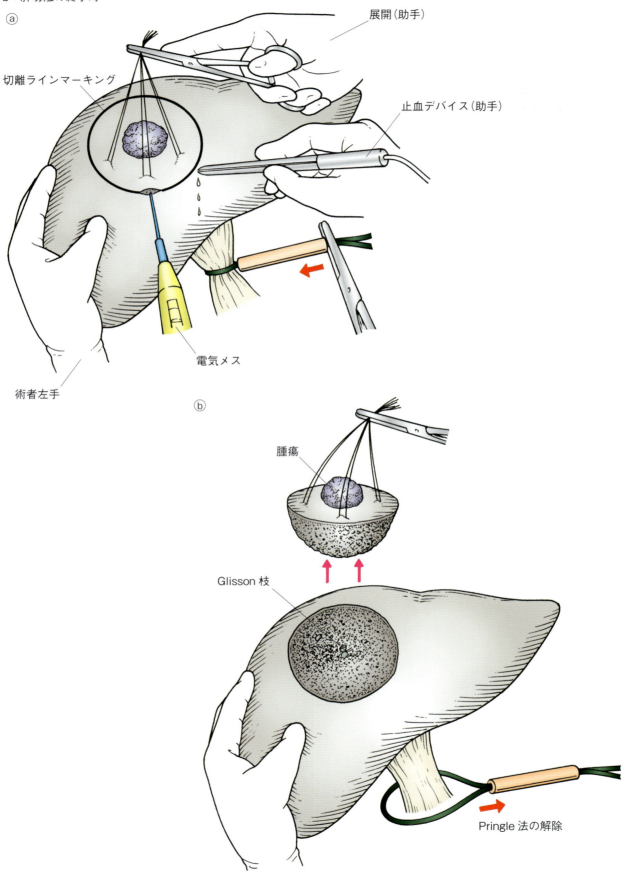

2. 手技の習得

● **手技の概要**

切離ラインの肝表面を電気メスでマーキングし，術者左手と助手の展開で良好な視野を確保しつつ，肝実質切離を進めていく。肝切離面に現れる切離すべき脈管は結紮切離を行う。

● **手技習得のポイント**

(1) 切離ラインの決定

- Pringle 法の準備を行った後，再度術中超音波検査で腫瘍位置を確認し，腫瘍を肝表面に投影するように電気メスでマーキングする（図13）。さらにそこから数 cm 離した同心円状に切離ラインを設定し，電気メスでマーキングする（図12a）。特に腫瘍が肝深部に存在する場合などは，切離面が急峻な角度にならないよう，肝表面の切離ラインは少し大きめに確保しておく（図14）。
- 巨大肝癌に対する肝切除術は，一般的に2区域切除や3区域切除といった系統的切除術が選択されることが多いが，残肝機能に余裕がなく，残肝を極力温存したい場合には，非系統的切除術が選択される場合もある。その際には残肝に虚血域やうっ血領域などを極力少なくするために，術前シミュレーションにて切離ラインを十分に検討する必要がある。

(2) 肝実質切離

- 前述の切離ラインに沿って肝被膜を電気メスで凝固切開する。出血量軽減の工夫として，通常 Pringle 法による流入血流遮断下（15分間血流遮断，5分間灌流）に行う。肝実質切離は，術者が超音波外科用吸引装置（CUSA）もしくはペアン鉗子などによる手割り法を用いて切離を進め，前立ちは水流滴下式バイポーラやモノポーラなどのデバイスを用いる。細かな枝は電気メスの凝固で対応できるが，2〜3mm 程度以上の太さになると基本的には結紮処理が必要となる。
- 肝切離は肝辺縁から開始する。術者は左手で肝切離線に掛けた支持糸あるいは肝臓を持ち，右手で超音波外科用吸引装置などのデバイスを操作する。露出された約2mm 程度以上の静脈枝は結紮切離するが，静脈が裂けて出血している場合などは，バイポーラでの凝固止血を行うより，静脈枝をメッツェンバウムで先に切離し，軽くガーゼ圧迫することにより止血が可能である。
- 切離面深部の脈管を処理する際は，なるべく周囲を剥離し視野を良くすると，周囲に近接した脈管の損傷などを回避できる（図15，①）。また，一方向だけでなく多方向からアプローチすることにより，切離深部の視野が開けてくる。この操作は特に巨大肝癌に対する肝切除術の際に特に重要である（②）。

(動画時間 03:56)

(動画時間 03:41)

図13 腫瘍のマーキング
術中超音波検査で腫瘍を確認しながら肝表面に投影するように電気メスでマーキングする。

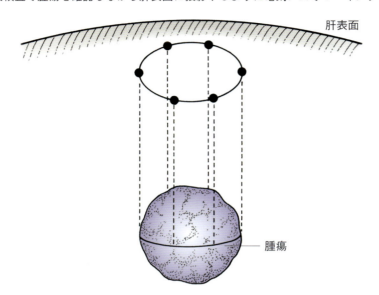

図14 切離ラインの決定
肝切離面が急峻な角度にならないよう，肝表面の切離ラインは少し広めにとっておく。

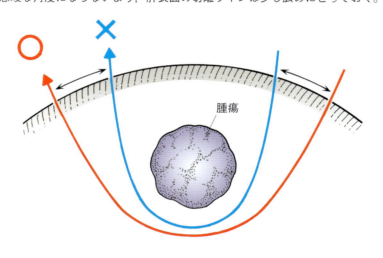

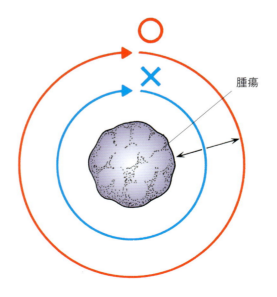

図15 肝実質切離

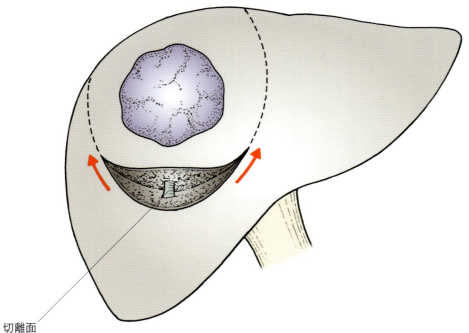

切離面
深部に脈管が出現した場合

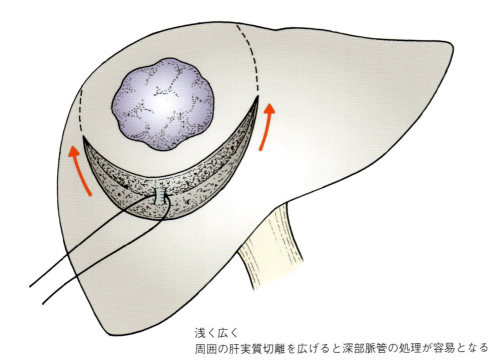

浅く広く
周囲の肝実質切離を広げると深部脈管の処理が容易となる

3. アセスメント
Q 肝切離のコツは？
▶Glissonを損傷しないよう注意しつつ丁寧に超音波外科用吸引装置（またはペアン鉗子など）を操作し，露出した脈管は細くてもなるべく結紮処理を心掛ける。
▶切離深部での結紮処理などはなるべく避ける。ある程度周囲の視野を広げてから脈管処理を行うほうが安全である。

Q 肝切離中の出血時の対応は？

▶ 吸引鉗子で出血点を見つけ，勢いが弱い出血であれば止血デバイスを用いて止血を試みる。ただし，主 Glisson 近傍の場合は熱損傷のリスクがあるため，止血デバイスの乱用は避ける。

▶ 勢いが強い場合は，まず圧迫止血を行い，血管遮断などの準備を整えてから吸引鉗子で出血点を探る。出血点が見つかればプロリーン®糸などで縫合止血を試みる。

▶ 視野が悪い場合は，ガーゼ圧迫の後，先に周囲の肝実質を切離し，出血点周囲の視野を広げてから，再度止血を試みる。

Q 肝切離のピットフォールは？

▶ 術前画像シミュレーションを頭に入れておき，切離を進めると次にどの脈管が現れてくるか予想できるようにしておく。それにより未然に副損傷や予期せぬ出血などをある程度回避できるようになる。

▶ 肝切離断面で Glisson 枝の結紮処理を行う際は，腫瘍に近すぎないように注意し，また残存側の Glisson が狭窄しないよう適切な位置で処理を行うことが必要である。

Step ❻
Focus 4　止血・閉創

1. 手技のスタートとゴール

● 肝切離が終了し標本を摘出した後は，残存肝の断面や周囲の剥離面などから出血がないかを十分に確認した後，腹腔内の止血を確認してから閉腹へ移る。必要に応じて腹腔内にドレーンを留置する。

図16 止血・閉創
a：止血開始時
b：閉創終了時

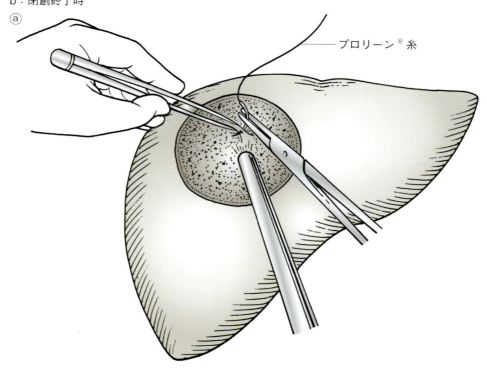

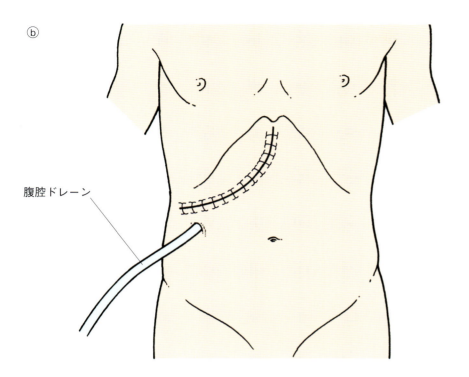

腹腔ドレーン

2. 手技の習得

- **手技の概要**

  肝切離面にガーゼを当てて，細かな出血がないか十分確認する．症例に応じて肝切離面への腹腔ドレーン留置や，創直下や肝門部への癒着防止剤貼付を検討し，閉腹を行う．

- **手技習得のポイント**

  (1) 肝切離面からの出血をしっかりと止血する．バイポーラによる凝固止血や持続的な出血が続く場合は4-0または5-0 プロリーン®糸を用い縫合止血する．後述する胆汁漏試験後に細片した止血シート貼付などを行い，完全に止血を行わなければならない．

  (2) 術後胆汁漏防止のため，胆囊管から細径チューブを挿入して色素（ICG溶液など）もしくは空気注入による胆汁漏試験を行う．その際，術者は十二指腸側の胆管を用手的にクランプしつつ行う．胆管枝の損傷を認めた場合は6-0 PDS®縫合糸などにより縫合するが，修復により胆管狭窄をきたさないように注意する．胆汁漏が明らかで，かつ完全修復が困難な場合には総胆管に胆管チューブを留置し，術後持続的に胆汁ドレナージが必要な症例も存在する（図17）．

  (3) 肝断端からの後出血，胆汁漏出が発生する場合もあるため，状況により予防的ドレーンを留置する．

図17 胆管チューブの留置

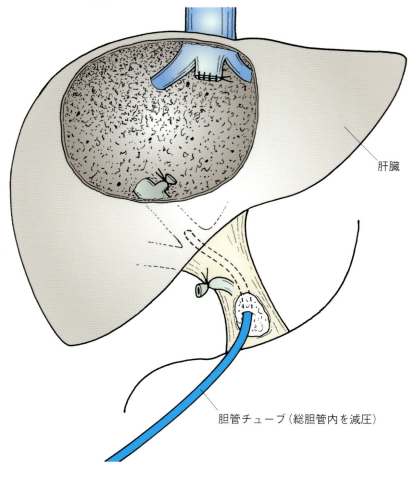

肝臓

胆管チューブ（総胆管内を減圧）

3. アセスメント

Q 止血のピットフォールは？

▶予期せぬ出血が生じた場合でも，慌てず適切なガーゼ圧迫を行い，血管遮断などを併用しつつ吸引鉗子にて出血部位を的確に同定し，止血処置を行う。

Q 腹腔ドレーンはどのような症例に留置すべきか？

▶通常の肝部分切除術ではドレーンを留置しなくても問題ないと考えるが，肝硬変症例や併存疾患が多くリスクの高い症例では，留置を検討する。また肝機能が良くても，出血量が多く手術時間も長くなり手術侵襲が大きいと判断される場合は留置するほうが望ましい。

Q 閉創で注意すべき点は？

▶閉創の際はバイトとピッチを考えながら1針1針丁寧に行う。T字切開やJ字切開などの折れ曲がり部分は腹壁瘢痕ヘルニアの好発部位であり，筋膜にアンカー糸をかけ補強するとよい。

Ⅳ トラブル・シューティング！

- 肝切除術を型どおりに行うことができることも大切であるが，同様に，予期せぬ出血などに対しても適切に対応できるように十分熟練することも重要である。

1. 術中出血

Q 肝切離面から出血を認めた場合はどのように対処するか？

▶ まず吸引をしっかり行い，出血点が同定できれば鑷子で出血点をつまむ。そこで止血が得られていれば，5-0プロリーン®糸などで縫合止血する。その際，周囲の胆管などに狭窄をきたさないよう極力ピンポイントで縫合する。

Q 出血量が多い場合はどのように対処するか？

▶ まずガーゼで圧迫を行い，両手で挟むように肝切離面を圧迫する。Pringle法を使用していない場合はPringle法を行う。静脈性出血の場合は下大静脈クランプも併用する。中心静脈圧（CVP）値が高い場合は，下げてもらうよう麻酔医に依頼する。出血コントロールがついた段階で，少しずつ圧迫解除し，吸引をしっかり行い，出血点を確認した後，5-0プロリーン®糸などで縫合止血する。

▶ 止血が得られた後も，止血剤シート貼付などを徹底的に行うべきである。また，下大静脈周囲の結紮糸の緩みや，脱落が疑わしい場合は再度結紮もしくは縫合止血を行う。

2. 胆管損傷

Q 肉眼的に肝実質からの胆汁漏を認める場合，もしくは胆汁リークテストにより胆汁漏を認めた場合はどのように対処するか？

▶ 5-0もしくは6-0吸収糸を用いて縫合閉鎖する。

Q 肝門部中枢側の胆管損傷などからの胆汁漏の場合はどのように対処するか？

▶ 大きく糸をかけると胆管狭窄などをきたす危険があるため，浅く確実に縫合することが重要である。胆汁漏が縫合処置などにより閉鎖されない場合は，経胆嚢管的もしくは総肝管的胆道ドレナージチューブを挿入する。

▶ 術後出血や胆汁漏の情報となる腹腔内ドレーンは，胆汁漏や腹腔内膿瘍が合併した場合には交換の必要があるため，交換時に逸脱しないように刺入部から目的の位置まで直線的に挿入することが重要である。

3. 術後合併症

Q 後出血の好発時期や部位および対処法は？

▶ 手術後48時間以内に発生し，出血部位としては肝切離面あるいは横隔膜が多い。腹腔ドレーンからの血性排液が多く（100mL／時以上），血圧・脈拍が不安定な場合は再開腹による止血を考慮する。

Q 胆汁漏の好発時期と対処法は？

▶ 手術後4〜5日頃までに発生する。
▶ ドレーン排液中のビリルビン濃度測定を行い，血清ビリルビン値と比較する（排液ビリ

ルビン値が血清ビリルビン値の3倍以上で胆汁漏と診断される）。ドレナージが有効な場合の胆汁漏は術後1～2週間で自然治癒するが，ドレナージ不良の場合は超音波もしくはCTガイド下のドレナージを考慮する。

Q 腹腔内膿瘍の対処法は？

- 胆汁漏あるいは後出血による腹腔内血腫に感染を併発した場合に発生する。
- 発熱，白血球，CRP上昇などの所見から疑い，超音波もしくはCT検査により診断する。重症化の徴候がある場合には早めのドレナージが必要である。

Q 難治性胸腹水の対処法は？

- 肝硬変症例では術後ドレーンから多量の腹水の排出が続くことがある。
- ドレナージ不良などの場合には右胸水の大量貯留が発生するため，胸腔穿刺によるドレナージが必要である。アルブミン製剤の投与や利尿剤投与により段階的な腹水量減少を目指す。さらに，腹水培養などの定期的な検査が必要であり，ドレーンを長期間留置する場合にはドレーンの交換も必要である。

Q 肝不全の対処法は？

- 高度肝硬変症例や大量肝切除症例では，術直後からの総ビリルビン値，直接ビリルビン値およびプロトロンビン時間（PT％，PT-INR）を確認し，肝不全の発生に注意する。
- 術後数日間は総ビリルビン値，PT-INRが上昇することもあるが，5日目以降の上昇はInternational Study Group of Liver Surgery（ISGLS）が定義する術後肝不全に相当し，治療選択に関して慎重な判断が必要となる。このような場合には，循環動態，呼吸状態，尿量，胸・腹水量の推移，炎症反応の有無などの全身管理が必要である。いったん肝不全病態に陥ると非可逆的な転帰となる場合がほとんどである。

◆ 参考文献

1) 三木健司, 幕内雅敏: 残肝機能からみた肝細胞癌の手術適応. 外科治療 2003; 89: 161-7.
2) 川村秀樹, 神山俊哉, 倉内宜明, ほか: 99mTc-GSAシンチグラフィーを用いた肝障害度別ICGR15による肝予備能の評価. 日消外会誌 2004; 37: 14-20.
3) Kaibori M, Ha-Kawa SK, Ishizaki M, et al: HA/GSA-Rmax ratio as a predictor of postoperative liver failure. World J Surg 2008; 32: 2410-8.

Column

「開腹下肝部分切除術はときに高難度手術となりうる」

「開腹下肝部分切除術」は肝臓手術において日常的に遭遇し，また若手医師が肝臓外科を習練する初期に執刀する機会の多い術式である。しかしながら，硬変肝など肝予備能低下例が含まれることも多く，また手技においても切離の目印を同定する困難さなどを考慮すると，系統的切除術よりも難度が高くなることも少なくない。そのような背景から，現在はGlissonや主要肝静脈を複数処理し，肝切除量が多くなる肝部分切除術に関しては，「高難度肝非系統的切除術」として認知されつつある。

腹腔鏡下肝部分切除術

工藤雅史，後藤田直人　国立がん研究センター東病院肝胆膵外科

> **⚠ 手術手技マスターのポイント**
> 1. 体位のとり方とトロッカー挿入法を習得する。
> 2. 腫瘍の局在に合わせた術野展開を習得する。
> 3. 肝実質破砕法による肝離断を習得する。

I　手術を始める前に

1. 手術の適応（臨床判断）

(1) 適応となる場合
- 比較的小さな転移性肝腫瘍や，肝硬変合併肝細胞癌がよい適応である。
- 一般的にはICG（インドシアニングリーン）15分停滞率，血清アルブミン値や血清ビリルビン値を用いた肝障害度およびChild-Pugh分類を術前の肝予備能評価として用いる。
- 幕内らの基準[1]に従い，腹水がなく，血清ビリルビン値が正常でICG 15分停滞率が40%未満の症例を肝部分切除術の対象としている。
- 予想される癒着の程度により，再肝切除症例でも腹腔鏡下手術が選択されることがある。

(2) 適応としない場合
- Glisson進展を伴う肝細胞癌や，亜区域Glissonを根部で処理が必要な症例は系統的肝切除術が推奨される。
- 先に述べた肝予備能評価の基準を満たさない症例は切除以外の治療法を選択する。

2. 手術の器械（図1，図2）
- 腹腔鏡専用手術室と，専門でない手術室で配置が異なる（図1，図2）。
- 腹腔鏡専用手術室でない場合は，患者頭側に腹腔鏡タワーおよび術者モニターを配置する（図1）。
- 腹腔鏡専用手術室でない場合は，患者左尾側に電気メスやエネルギーデバイスのジェネレーターを配置し，介助の看護師から頻回に受け渡しが行われる電気メスやエネルギーデバイス系のコードは患者尾側から術野に供給する（図1）。
- 患者右頭側に吸引洗浄管と超音波画像システムを配置し，専用のポケットに収納する（図1，図2）。
- 腹腔鏡専用手術室の場合は，患者頭側に天井からの吊り下げ式術野モニターを配置し，腹腔鏡タワーは患者左尾側に配置する（図2）。
- 腹腔鏡専用手術室の場合は，吸引洗浄管と超音波画像システムを除いたすべてのコードを患者尾側から術野に供給することで，コードが絡むことなく，介助の看護師から術者

に渡すことが可能となる[2]（図2）。

図1 器械の配置（腹腔鏡専用手術室でない場合）

＊：腫瘍に対してアプローチしやすい位置に術者は移動する。

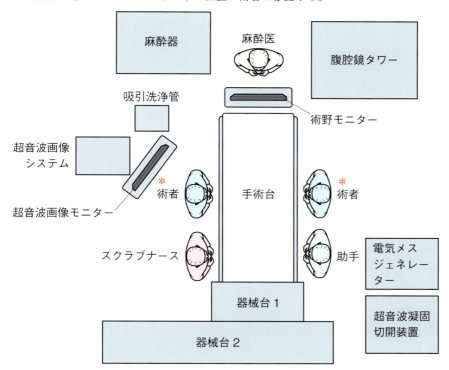

図2 器械の配置（腹腔鏡専用手術室の場合）

コードを尾側から術野に供給することで，コードが絡むことが少なく，介助の看護師から術者に渡すことが可能となる。

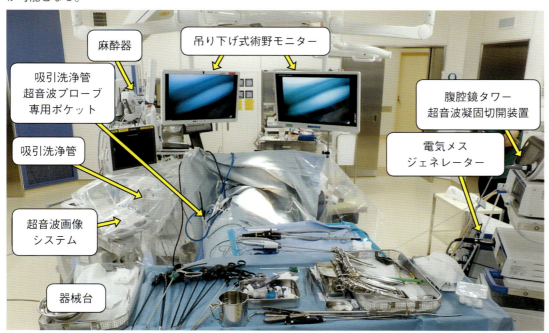

3. 手術時の体位

- 5〜10°の頭高位をとる。これにより中心静脈圧が下がり、肝離断中の出血軽減を図ることができるほか、消化管による術野の妨げも軽減される。
- 肝S2, S3, S4領域の部分切除の際は開脚位とする。
- 肝S6, S7領域の部分切除の際は左側臥位とする。
- 肝S5, S8領域の部分切除の際は左半側臥位とする(図3)。
- 左側臥位および左半側臥位の際はマジック・ベッド(Hug-u-Vac®)や骨盤固定ベルトを用いて体位の固定を行い、左腋窩には除圧スポンジを置いて神経損傷に十分注意を払う。
- また、左半側臥位では腹部の術野を広く保つために右下肢は外側に展開し、さらに腰部で手術台を伸展させた体位とする(左ジャックナイフ位)(図3)。

4. 腹壁創 (図4)

- 腫瘍の局在、数や大きさが症例ごとに異なるために、その症例に応じたトロッカー挿入位置を術前に検討する。
- 臍部もしくは臍部周囲から腹腔鏡用の12mmトロッカーを挿入する。
- 操作用トロッカーは、基本的には、逆台形・左右対称となるように5mmあるいは12mmの操作用トロッカーを挿入する。
- 腫瘍が頭側の肝S2, S4b, S8領域に存在する場合は、腫瘍頭側の肝離断操作が難しくなるために、心窩部にトロッカーを挿入する。
- 肋間からのトロッカー挿入は腫瘍頭側の肝離断の際に有用であるという報告もあるが、気胸のリスクを伴うために十分に注意が必要である[3]。
- 再肝切除症例では術前に腹部超音波検査で癒着マッピングを行う[4]。必ずしも臍部周囲からファーストトロッカーを挿入する必要はなく、癒着マッピングを参考にしたうえで、トロッカーを挿入する。
- 最初のトロッカー挿入に際しては、癒着による腸管損傷を回避するため、小開腹下で行うオープン法が望ましい。

図3 左半側臥位
右上肢は過伸展されないように注意する(①)。右下肢はやや外側に展開し(②)、腰部で手術台を少し曲げて側腹部を伸展させる(③)ことで、術野を広く確保することが可能となる。

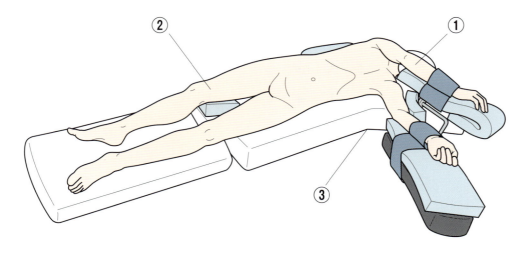

図4 トロッカー配置
腫瘍局在によるトロッカーの基本配置を示す。

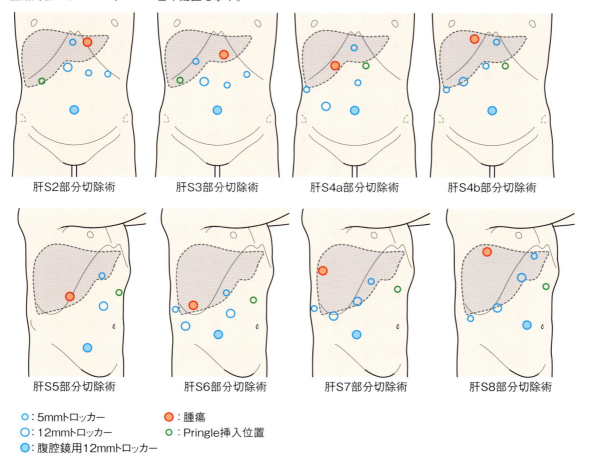

5. 周術期のポイント

(1) 術中
- 術中は輸液制限を行うことで中心静脈圧を下げ，肝離断中の出血軽減を図る。
- 肝離断終了までは輸液速度を2〜4mL/kg/時を目安に輸液制限を行い，肝離断終了後は最終的な輸液バランスが5〜7mL/kg/時となるように輸液調整を行う。

(2) 術後
- 経口摂取および離床は術後1日目から開始する。
- 部分切除術では，術後出血および胆汁漏に対するインフォメーションドレーンは必ずしも必要でなく，ハイリスク症例に限り留置するが，術後1日目には抜去可能である。
- 肝硬変併存例では腹水コントロール目的で利尿剤を投与することも検討する。
- 通常，術後5〜7日目を目安に退院とする。

II 手術を始めよう——手術手技のインデックス！

1. 手術手順の注意点

- 腹腔鏡下肝部分切除術の標準的な手順を以下に示す。
- Pringle法に用いるターニケット用チューブや血管遮断鉗子の挿入は，操作用トロッカーを挿入後，鉗子操作や視野の妨げにならない位置を確認してから行う。
- 腫瘍が両葉に複数箇所ある場合，右葉の脱転前に左葉の病変を切除する。右葉脱転後は左半側臥位をとると左葉が患者左側に落ち込み，左葉の病変に対する操作が困難となる場合がある。
- 腫瘍が横隔膜直下に存在する症例では，術中超音波検査（IOUS）による腫瘍の同定に先立って肝臓の授動を行うと，術中超音波検査の操作がより容易となる。

2. 実際の手術手順

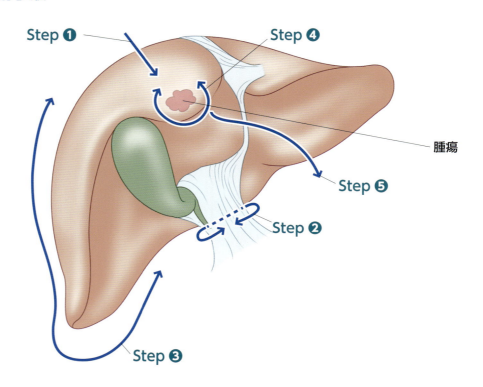

[Focus は本項にて習得したい手技（後述）]

Step ❶ (p.32) 術中超音波検査（IOUS）による腫瘍の確認と肝離断線のマーキング（図 A） Focus 1

Step ❷ (p.34) Pringle 法の準備（図 B） Focus 2

Step ❸ (p.36) 肝右葉・左葉の授動＊

Step ❹ (p.36) 肝離断
(p.39) 　a．肝離断の基本操作 Focus 3
(p.41) 　b．楔状切除による肝離断 Focus 4
　　　　c．半球状切除による肝離断（図 C, D） Focus 5

Step ❺ (p.43) 検体の回収，ドレーン留置，閉創＊

＊ここでは簡単に手技のコツ（ Knack ）を示します。

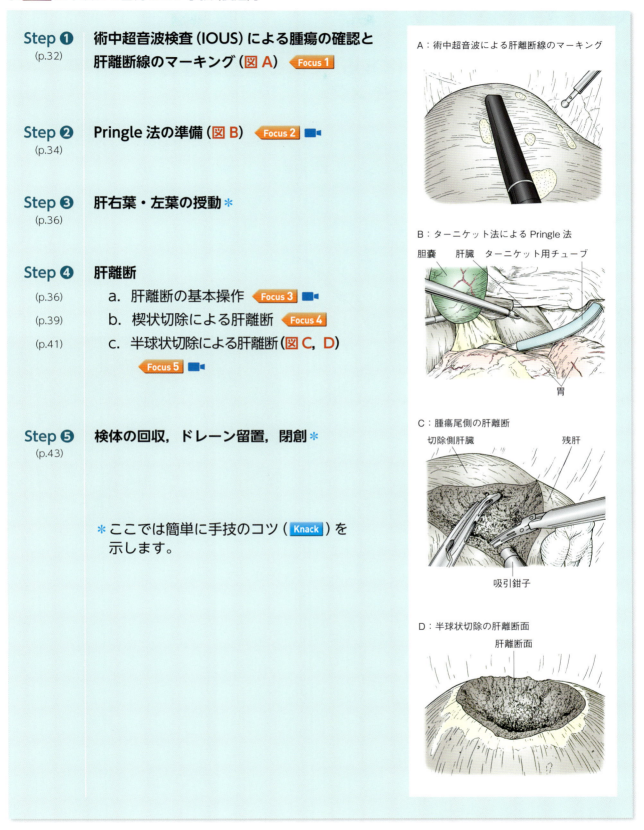

A：術中超音波による肝離断線のマーキング

B：ターニケット法による Pringle 法
胆嚢　肝臓　ターニケット用チューブ
胃

C：腫瘍尾側の肝離断
切除側肝臓　残肝
吸引鉗子

D：半球状切除の肝離断面
肝離断面

腹腔鏡下肝部分切除術

Ⅲ 手技をマスターしよう！

Step ❶
Focus 1 術中超音波検査（IOUS）による腫瘍の確認と肝離断線のマーキング

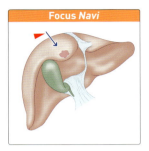

1. 手技のスタートとゴール
- 腫瘍の位置を正確に把握し，立体的に肝離断線をイメージしてマーキングする（図5）。

図5 肝離断線のマーキング
a：術中超音波を用いた肝離断線のマーキング
b：肝離断線のイメージ

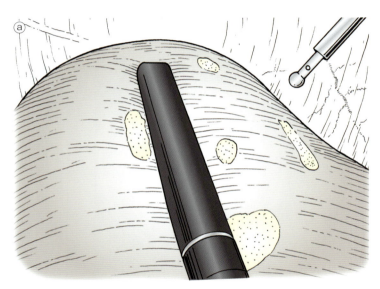
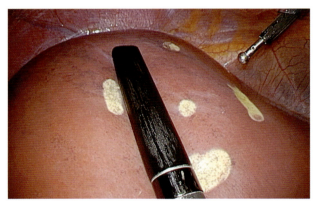
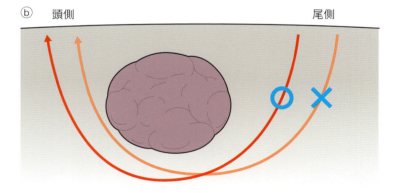

頭側で腫瘍に近接しない肝離断線をイメージする

2. 手技の習得

● **手技の概要**

腹腔鏡用超音波プローブを挿入して腫瘍を同定するとともに，肝全体をスキャンして他病変の有無を検索する．腫瘍と脈管との位置関係を把握し，肝離断中に処理・温存が必要な脈管を確認する．肝表面から腫瘍底部までの距離を測定し，腫瘍辺縁から約1～2cm離して，ソフト凝固装置による肝離断線のマーキングおよび前凝固（pre-coagulation）を行う．

● **手技習得のポイント**

(1) 肝表面から腫瘍底部までの距離を測定し，立体的に肝離断線をイメージする．腹腔鏡手術では尾側から肝離断を開始し，頭側で肝表面に立ち上がってくるため，頭側では腫瘍に近接しやすくなる．そのため，十分な距離を確保したマーキングが重要である（図5b）．

(2) ソフト凝固装置などのすぐれた止血能を有する装置を用いて肝離断線に沿ってpre-coagulationを行うことで，肝離断の際の出血をあらかじめ予防する．

3. アセスメント

Q 術中超音波検査の特徴は？

▶術中超音波検査は超音波プローブを直接肝臓に接触させることができるため，より鮮明な画像診断が可能である．

▶腹腔鏡用の超音波プローブは4方向への角度可変機能があり，肝全体の検索が可能である．

▶一方で，角度可変機能があるために，肝表面に対して垂直に超音波プローブが当てられていない可能性があることを常に意識して腫瘍を検索するように心掛ける．

Q 腫瘍が小さく不明瞭なときはどうするか？

▶化学療法後の症例など，腫瘍が縮小し不明瞭な症例をしばしば認める．

▶3D-CT構築画像を活用し，立体的なシミュレーションから腫瘍部位を同定する．

▶微小気泡造影剤（ソナゾイド®）を用いた術中超音波検査や，ICG蛍光抗体法を利用した検索法が有用である．

Q 微小気泡造影剤（ソナゾイド®）を用いた検索とICG蛍光抗体法の使い分けは？

▶微小気泡造影剤（ソナゾイド®）を用いた術中超音波検査は，腫瘍が肝表面から1cm以上深部に存在する場合でも鮮明に描出することが可能である．また，微小気泡造影剤（ソナゾイド®）静注後速やかに造影効果が出現し，リアルタイムに脈管と腫瘍との位置関係を把握することができる．

▶ICG蛍光抗体法は，肝表面が粗糙な肝硬変症例や肝表面に癒着を認める場合など，超音波プローブを正確に当てることが困難な症例でも検索可能である．一方で，腫瘍が肝表面に存在しない場合は描出が不明瞭となる．

Q マーキングの際の適切な腹腔鏡操作は？

▶マーキングの際は肝離断時と異なり拡大視は必要なく，マーキング全体が見渡せるように離れた距離が望ましい．

Step ❷
Focus 2　Pringle 法の準備

1. 手技のスタートとゴール
● テープを用いて安全に肝十二指腸間膜を確保する（図6）。

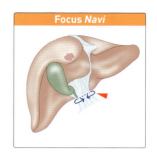

図6　Pringle 法
a：Winslow 孔への鉗子の挿入
b：ターニケット法による Pringle 法
c：血管遮断鉗子を用いた Pringle 法

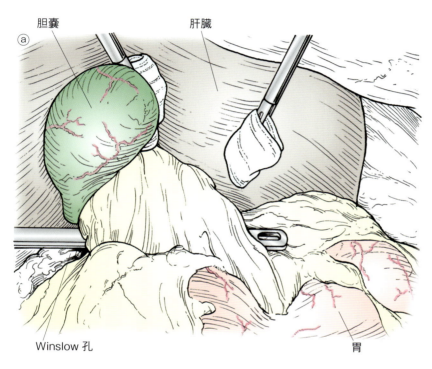

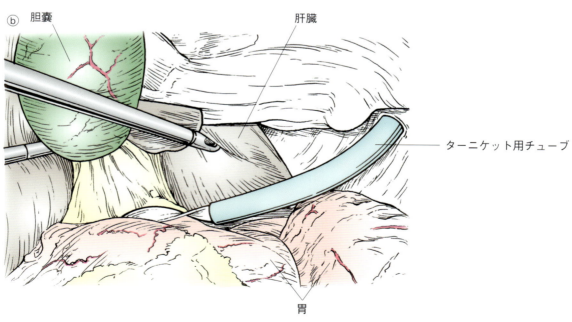

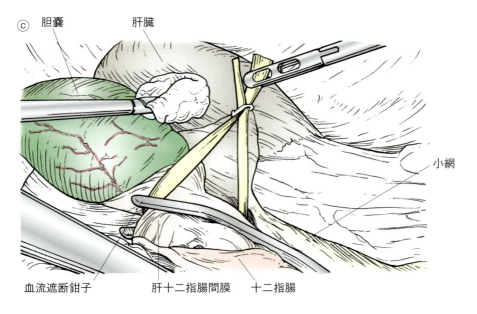

ⓒ 胆嚢　肝臓　小網　血流遮断鉗子　肝十二指腸間膜　十二指腸

2. 手技の習得

- **手技の概要**
  (1) 術者は患者右側よりWinslow孔に鉗子を通し，助手は肝外側区域を挙上して小網の視野展開を行う．小網を切開し，テープを用いて肝十二指腸間膜を確保する．
  (2) ターニケット法によるPringle法を行う場合は，鉗子操作や視野の妨げにならない位置を確認しターニケット用チューブを挿入する．
  (3) 血流遮断鉗子を用いたPringle法を行う場合は，鉗子自体が邪魔になりやすいので，臍下の位置で肝切除部位から離れた位置から挿入する．

- **手技習得のポイント**
  (1) Winslow孔から鉗子を通す際は，抵抗を感じ取りながら無理のない箇所を通すように心掛ける．鉗子の方向はやや尾側に向けながら通すと抵抗なく通しやすい．腹腔鏡は患者右側から左側方向に向けて角度を調節し，Winslow孔の奥まで鉗子が挿入されたことを確認する（🎦1）．
  (2) テープを引き出す際は，肝十二指腸間膜に引っかからないように愛護的に行う（🎦1）．

（動画時間01：16）

3. アセスメント

Q 再肝切除症例における注意点は？

▶肝十二指腸間膜背側で癒着を認める場合があるので，鉗子を挿入する際に抵抗があったら絶対に無理をしない．
▶Pringle法による肝阻血は必ずしも必要ではなく，肝十二指腸間膜の癒着剥離のリスクとPringle法による肝阻血のメリットを考慮して，より安全な選択肢を選ぶ．

Q ターニケット法と血管遮断鉗子を用いたPringle法の使い分けは？

▶基本的に血管遮断鉗子のほうが血流遮断効果は高いが，肝離断面が少ない症例や血管遮断鉗子が術野の妨げになるような症例には，より簡便なターニケット法で血流遮断を行う．

Q 肝十二指腸間膜を確保するテープはどのような素材のものが適しているか？
▶肝十二指腸間膜の確保に用いるテープは，綿などの天然素材よりも，ネラトンカテーテルやポリエステルテープなど，組織との摩擦抵抗が少ない合成繊維素材のほうが適している。

Step ❸
Knack 肝右葉・左葉の授動

- 肝離断を円滑に行うためには肝右葉・左葉の授動が必要な場合がある。一方で，肝硬変症例では横隔膜からの補助的な肝血流およびリンパ流の遮断により，肝右葉の授動だけで難治性腹水を発症する可能性があるため，最小限の剥離に留めるようにする。また，肝冠状間膜の切離時には下横隔静脈の走行を見極め損傷を生じないようにするとともに，横隔膜の損傷にも注意して，剥離操作を先行しながら切離する。

Step ❹ 肝離断
Focus 3 a. 肝離断の基本操作

1. 手技のスタートとゴール
- 超音波凝固切開装置（LCS）にて肝被膜を全周性に切離し，肝表層の肝離断を開始する（図7）。

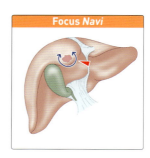
Focus Navi

図7 肝離断の基本操作
a：肝被膜の切離
b：肝実質破砕法による肝離断

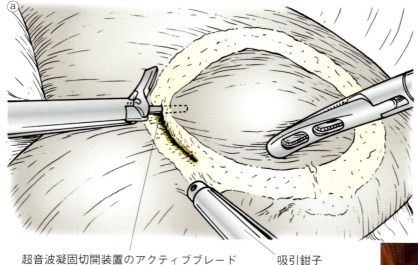

超音波凝固切開装置のアクティブブレード　　吸引鉗子

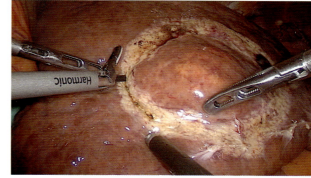

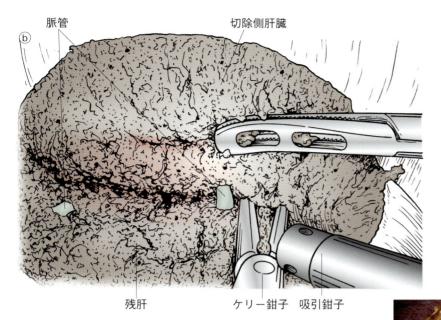
- 脈管
- 切除側肝臓
- ⓑ
- 残肝
- ケリー鉗子
- 吸引鉗子

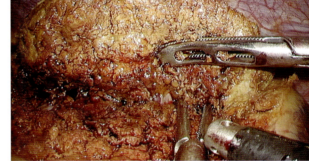

2. 手技の習得

● 手技の概要

超音波凝固切開装置を用いて，肝被膜の切離をマーキングに沿って全周性に行う．肝表面から1cm以深の肝深層における肝離断は肝実質破砕法で行う．具体的には，主にケリー鉗子を用いて肝実質を破砕し，肝実質内に残った細い脈管を超音波凝固切開装置で丁寧に切離する．比較的太い肝静脈やGlissonに関しては，体内結紮用クリップを用いて脈管をクリッピングした後に，ハサミもしくは超音波凝固切開装置で切離する．

● 手技習得のポイント

(1) 肝表層の肝離断は超音波凝固切開装置を用いることで，出血の少ない切離が可能である（▶◀ 2）．
(2) 肝実質の破砕には先端が比較的鈍なケリー鉗子を用いる．鉗子の先端で脈管の抵抗を繊細に感じ取り，脈管を避けるようにしてケリー鉗子を挿入し肝実質を破砕する．肝実質内に残った細い脈管は，超音波凝固切開装置を用いて1本1本丁寧に切離する（▶◀ 2）．
(3) 直角鉗子で脈管を剥離する際は，脈管壁に沿って愛護的に鉗子を挿入する．鉗子を深く挿入しすぎると，さらに奥に潜んでいる脈管を損傷して思わぬ出血を招く原因となるため，十分注意する（▶◀ 2）．

▶◀ 2

（動画時間 02：09）

3. アセスメント

Q 超音波外科用吸引装置（CUSA）と肝実質破砕法による肝離断の違いは？

▶CUSA と比べて，肝実質破砕法による肝離断のメリットは，肝離断のスピードが速いこと，半球状の肝離断面の彎曲に沿ったきれいな肝離断が可能となることである。

▶CUSA と比べて，肝実質破砕法では鉗子を乱暴に挿入すると血管を損傷し出血するリスクもあるので，鉗子の先端に感覚を集中し，慎重に鉗子を挿入する手技の習得が必要である。

Q 胆管の処理における注意点は？

▶胆管を安易に超音波凝固切開装置で切離すると遅発性胆汁漏の原因となりうるので，細い胆管でもなるべくクリッピングをしてから超音波凝固切開装置で切離する。

Q イオ電極によるソフト凝固の使い方は？

▶ソフト凝固による通電は，穴の開いた血管壁が穴の中心部に向かって蛋白変性し，凝集することで止血効果が発揮される。

▶生理食塩水を2秒1滴（0.025mL）の流量で電極に滴下しながら，出血している穴の辺縁に沿って，円を描くようにして凝固する。

▶ソフト凝固による止血は，熱が深部まで伝わるため，熱の影響が懸念される組織や神経の近くでは十分注意する。特に肝門部胆管周囲での使用は控えるようにする。

Focus 4 b. 楔状切除による肝離断

1. 手技のスタートとゴール
- 肝 S2・S3・S4a・S5・S6 領域における楔状切除による肝離断（図8）。

> **図8** 楔状切除による肝離断
> a：肝 S2・S3・S6 領域における一方向からの肝離断
> b：肝 S4a・S5 領域における両方向からの肝離断

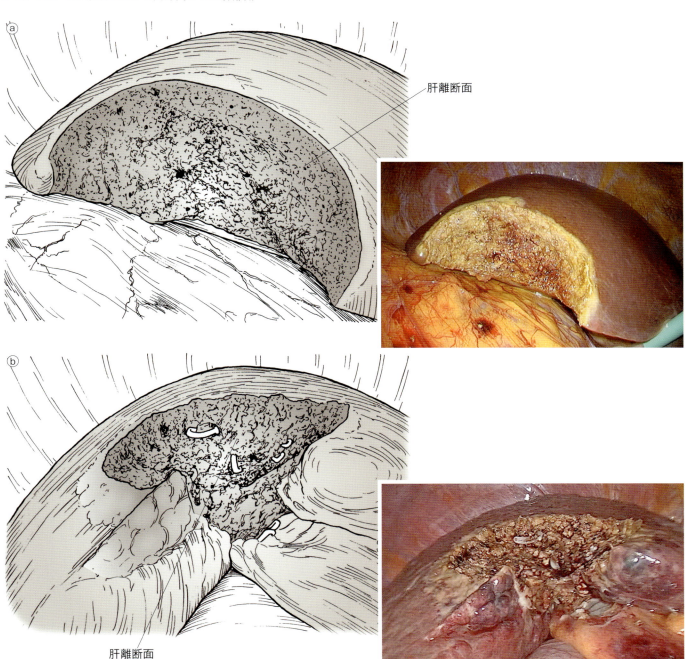

肝離断面

肝離断面

2. 手技の習得

● **手技の概要**
肝 S2・S3・S4a・S5・S6 領域は楔状切除により部分切除を行う。術者は肝 S2・S3・S4a 領域の楔状切除では患者右側からアプローチし，肝 S5・S6 領域における楔状切除では患者左側から肝離断を行う。術者はケリー鉗子の緩やかな彎曲を利用して，腫瘍から 1cm 程度離れた位置で肝離断を進める。助手は切除側を牽引することで視野展開を行う。

● **手技習得のポイント**
(1) 術中超音波検査で腫瘍の位置を確認しながら，ケリー鉗子の緩やかな彎曲を利用して楔状の肝離断面を作成する。肝 S2・S3・S6 領域の楔状切除では肝離断面は真っ直ぐとなり，一方向からのアプローチで肝離断を行うことができる。一方，肝 S4a・S5 領域の楔状切除では腫瘍の左右両方向から肝離断を行い，腫瘍頭側で肝離断面を合わせる。
(2) 助手の展開する強さも，楔状切除の肝離断面を作り上げる重要な因子である。術者は助手に展開する強さを指示し，腫瘍を露出しない肝離断を行う。

3. アセスメント

Q 肝 S2・S3 領域の楔状切除における注意点は？

▶ 肝 S2・S3 領域の楔状切除では，術者右手のトロッカーからのアプローチでは肝離断が腫瘍から離れて頭側に寄る傾向がある。

▶ その場合，術者は左手のトロッカー位置から肝離断を進めると，直線的な肝離断を行うことができる。

Q 胆嚢摘出の適応は？

▶ 肝 S4a・S5 領域の腫瘍でも肝離断線が胆嚢床にかからない場合は，必ずしも胆嚢摘出は必要でないと考えている。

Q 肝離断時の適切な腹腔鏡操作は？

▶ 肝実質破砕後に残った細い索状構造が，肝静脈か Glisson かの判別ができる程度の拡大視が必要である。

▶ 一方で，操作鉗子との干渉や腹腔鏡が汚れやすいといったデメリットもあるため，単に近接すればよいわけではない。

▶ 最近ではデジタルズームや光学ズームを用いた腹腔鏡の開発が進んでおり，このようなデメリットが克服されることに期待する。

Focus 5 　c. 半球状切除による肝離断

1. 手技のスタートとゴール

- 超音波凝固切開装置およびケリー鉗子の彎曲を利用して半球状に肝離断を行う（図9）。

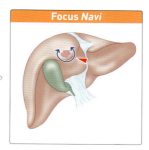

Focus Navi

図9 半球状切除による肝離断
a：腫瘍尾側の肝離断
b：半球状切除の肝離断面

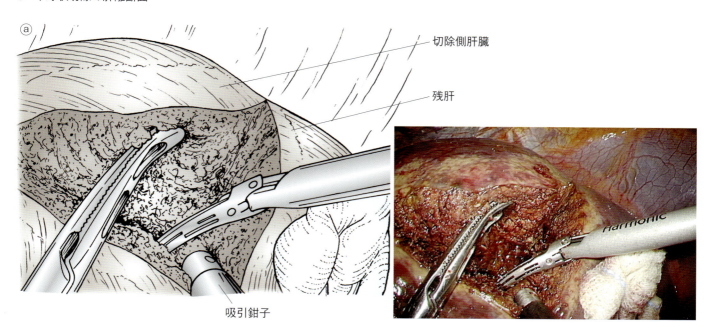

切除側肝臓
残肝
吸引鉗子

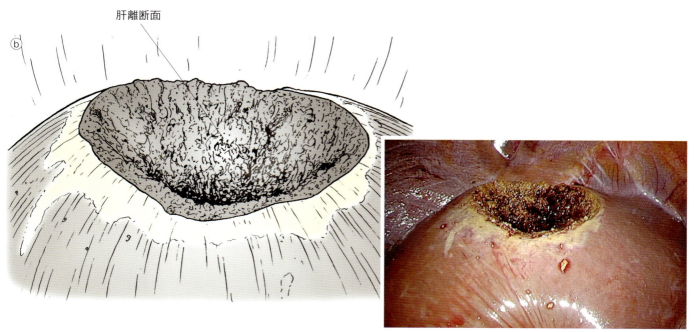

肝離断面

2. 手技の習得

- **手技の概要**
  肝 S4b・S7・S8 領域は半球状切除により，部分切除を行う。術者は患者右側に立ち，腫瘍尾側から腫瘍底部へ向かって肝離断を進める。左右両方向からも腫瘍底部へアプローチをし，腫瘍底部を越えた後は頭側へ肝離断を進める。助手はガーゼを把持した鉗子やリトラクター鉗子等で肝実質を尾側に圧排・牽引し，もう片方の鉗子で切除側を腹側に展開することで，肝離断面の視野を確保する。

- **手技習得のポイント**
  (1) 腫瘍を露出しないように超音波凝固切開装置およびケリー鉗子の彎曲を利用した肝離断を行う。腫瘍底部より尾側の肝離断では，鉗子の彎曲を腫瘍に寄らない方向へ向け，腫瘍左右の肝離断では鉗子の彎曲を腫瘍に沿った方向へ向ける。腫瘍底部を越えた後は，肝表面へ向かう彎曲の使い方をする（🎥 3）。
  (2) 腫瘍頭側の肝離断の際は，術者は患者左側に立ち，心窩部のトロッカー位置からアプローチすることで，肋間トロッカーを挿入することなく腫瘍頭側の肝離断も可能である（🎥 3）。

（動画時間 02:01）

3. アセスメント

Q 半球状切除において腫瘍底部へのアプローチの際に意識することは？

▶ 肝離断は尾側からの一方向だけでなく，左右両方向からも肝離断を行うことで，腫瘍底部でも広い視野で外科的安全域を保ちつつ安全な切除が可能となる。

Q 後上区域領域における部分切除で肝右葉の授動はどこまで行うべきか？

▶ 術中超音波検査を適宜行い，腫瘍切除に必要な最低限の授動でよいと考えている。
▶ 特に肝硬変症例では，横隔膜からの補助的な肝血流およびリンパ流の遮断により，肝右葉の授動操作のみで難治性腹水を発症する可能性があり，過分な剥離は避ける。

Q 鉗子の手元部が腸骨に当たってしまう場合の対策は？

▶ 右葉の授動操作や後上区域領域における肝切除では，右側腹部の肋弓下トロッカーから頭側に向けて鉗子を挿入するために，右腸骨が鉗子操作の妨げになることがある。
▶ 前述のとおり，腰部で手術台を少し曲げて側腹部を伸展させることで，鉗子の手元部分で腸骨が妨げとなって操作しづらくなることを防ぐ。

Q 半球状切除の際の腹腔鏡操作で大切なことは？

▶ どの領域の半球状切除でも同じ感覚で肝離断を進めるために，常にモニター画面の上側が肝表面，モニター画面の下側が腫瘍最底部となるようにする。
▶ そのため，左側臥位や半側臥位では体位の角度に合わせて，あえて腹腔鏡に斜位をかけている。

Step ❺
Knack 検体の回収，ドレーン留置，閉創

- 肝離断面からの出血や胆汁漏がないことを確認した後に，切除した検体を損傷しないように体内で回収用バッグに収納する。検体は腹腔鏡用トロッカー創を検体の大きさに合わせて延長し，体外に摘出する。筆者らは，原則的にドレーンは留置せず手術を終えているが，懸念があればドレーンを留置してもよい。

Ⅳ トラブル・シューティング！

- 腹腔鏡下肝切除術におけるトラブル・シューティングとしては，①術中出血，②胆汁漏がある。

1. 術中出血

Q 術中出血の好発部位はどこか？
▶ Pringle 法下の肝離断で問題となるのは，ほとんどが肝静脈枝からの出血である。
▶ 特に，肝離断の方向に正面から向かってくる肝静脈の分枝の損傷が出血ポイントとなる。

Q 術中出血の予防法は？
▶ 術中超音波検査を用いて肝離断前に肝静脈の走行をしっかりと把握し，出血ポイントとなる肝静脈を認識しておくことが重要である。
▶ 肝静脈に近接したら過度なエネルギーデバイスの使用は避けて，丁寧に血管壁を同定する。
▶ 不必要な肝静脈の露出は避け，肝静脈から数 mm 離れた位置で肝離断を行うことも出血の予防となる。これは，炭酸ガス塞栓のリスクを軽減させることにもつながる。

Q 術中出血時の対応は？
▶ まずは落ち着いて出血点の圧迫を行うことが重要である。その際には止血剤の併用も考慮してもよい。
▶ 止血剤の上からさらにガーゼでしっかりと圧迫し，出血量が多い場合は肝背側に鉗子を挿入し，肝静脈を背側から圧迫することで出血が軽減される。
▶ 出血点を確実に同定し，程度に応じてソフト凝固による止血，あるいは可能な状況であればクリッピングや縫合にて止血する。
▶ 出血点が肝離断面の狭い奥底にある場合は，周囲の肝離断を先行させて視野を確保する。奥まった狭い視野での止血操作はさらなる副損傷のリスクとなる。

Q 術野以外でできることは？
▶ 気道内圧の上昇は中心静脈圧を上昇させる。1 回換気量を減らすことで最高気道内圧を下げ，中心静脈圧を減少させる。緊急の際は呼吸を止めることも考慮する。
▶ 最も重要な点は開腹移行への判断を的確に行うことである。そのためには普段からコメディカルスタッフと連携をとり，開腹移行へのシミュレーションをしておくことも重要である。

2. 胆汁漏

Q 肝離断中に胆汁漏を見つけたら？
▶ Pringle 法の施行中は肝内胆管圧が高まり，胆汁漏を発見しやすい。
▶ Pringle 法を解除すると胆管内圧が減少し，胆汁漏の部位が不明瞭となってしまうために，胆汁漏を見つけ次第，肝離断操作をいったん休止し対応する。

Q 胆汁漏を防ぐためには？

- 肝離断中に肝静脈か Glisson 鞘かを確実に見極めることが重要である。
- 肝静脈か Glisson 鞘かを判断するためには肝離断中の止血を丁寧に行い，肝離断面を常にドライな視野に保つ必要がある。
- Glisson 鞘と判断した場合はいかに細い場合でも確実にクリッピングをする。

Q 胆汁漏への対応は？

- 末梢胆管からの胆汁漏を発見した場合は，胆管切離断端を認識することができ，クリップをかけることが可能であれば，クリッピングにて閉鎖する。難しい場合はモノフィラメント吸収糸で縫合閉鎖する。
- 肝門部近傍の中枢からの胆汁漏は，縫合閉鎖することで胆管狭窄のリスクとなる場合があるために安易な縫合閉鎖は慎むべきと考える。
- 中枢からの胆汁漏が起こってしまった場合は，縫合閉鎖せずドレーンを留置して手術を終了する選択肢も考慮する。

Q 術後胆汁漏・肝離断面膿瘍のハイリスク症例は？

- 近年では，胆道癌などの術後肝転移症例でも，化学療法が奏効し肝切除が考慮される症例が少なくない。
- 胆道再建後の肝切除症例は，腸内細菌を含む消化管内容液が肝内胆管へ逆流し，胆管内圧が高まるために，術後胆汁漏や肝離断面膿瘍の危険性が高まる。
- このようなハイリスク症例では，予防的抗菌薬を腸内細菌をターゲットとしたものに変更するなどの対応が重要である。

◆ 参考文献

1) 幕内雅敏, 高山忠利, 山崎晋, ほか: 肝硬変合併肝癌治療のstrategy. 外科診療1987; 29: 1530-6.
2) 金沢静香, 金剛寺朋子, 坂巻輝代美, ほか: 腹腔鏡下肝切除・手術セッティング－機器の配置, 器械出しの現状と問題点－腹腔鏡下肝切除術における手術セッティング簡素化にむけた取り組み　器械の展開と配置, 器械出しの工夫. 日本手術看護学会誌 2017; 13-2: 250.
3) Lee W, Han HS, Yoon YS, et al: Role of intercostal trocars on laparoscopic liver resection for tumors in segments 7 and 8. J Hepatobiliary Pancreat Sci 2014; 21: E65–8.
4) 若林　剛, 大上正裕, 有沢淑人, ほか: 上腹部開腹既往症例に対する腹腔鏡下胆嚢摘出術　超音波検査による術前癒着マッピング. 胆と膵 1992; 13: 67-70.

Column

「術者の権利」

　腹腔鏡下肝部分切除術は若手肝胆膵外科医の登竜門ともいえる術式である。一方，腫瘍径や局在といったさまざまな要素により難易度が大きく異なり，ベテラン外科医を悩ませる術式でもあろう。手術の難易度を客観的に評価する指標としてdifficulty scoreが広く用いられているが，この指標を基に術者の権利を若手外科医に託すというベテラン外科医も多いのではなかろうか。参考までに，ここ数年で筆者らの施設における若手肝胆膵外科医（卒後6〜13年目の医師）が腹腔鏡下肝部分切除術を執刀した症例のdifficulty scoreを調べてみたところ，平均5点であった。

　ところで先日，肝胆膵外科を専攻としている同僚A君とこの話をしたところ，A君がdifficulty score 2点であった症例を担当したときの話をしてくれた。当然，術者はA君本人であろうと術者の立ち位置で準備を始めたそうだが，どうも指導医のご機嫌が思わしくない。詳しく聞くと，どうやら患者さんが指導医の知り合いであり指導医が執刀するつもりだったらしい。術者の権利を勝ち取るためには術式の難易度だけではないことを若手外科医は忘れてはならない。

開腹下肝外側区域切除術

鳥口　寛，波多野悦朗　兵庫医科大学肝胆膵外科

> **❗ 手術手技マスターのポイント**
> 1. 術前に詳細な手術のシミュレーションを行っておく。特に症例ごとに脈管のバリエーションを把握し，どの順番で切離するのかを想定する。
> 2. Glisson や肝静脈の露出・処理方法を熟知しておく。
> 3. 器具の基本的な扱いに習熟しておく。特に，超音波外科用吸引装置（CUSA）や超音波凝固切開装置の特徴と扱う際のピットフォールを理解する。

I　手術を始める前に

1．手術の適応（臨床判断）

(1) 適応となる場合
- 肝腫瘍の局在が肝鎌状間膜より左側にあり，肝外側区域切除術の適応となる。
- 肝細胞癌の症例では，肝予備能として，一般的に血清総ビリルビン値が 1.0 mg/dL 以下であること，腹水がないか，あってもコントロール可能であること，予定残肝インドシアニングリーン（ICG）消失率（Krem）が 0.05 以上であることを基準とする。
- 転移性肝癌の症例では，通常肝機能は良好であるため，外側区域に複数の病変が存在する症例，腫瘍が大きい症例，あるいは左肝静脈の根部に近く存在する場合には部分切除よりも肝外側区域切除術が選択される。また筆者らの施設では，高度な癒着症例，腫瘍径≧5cm は腹腔鏡ではなく，開腹術の適応としている。

(2) 適応としない場合
- 上記の基準を逸脱する場合である。ただし，腫瘍が大きい，あるいは外側区域が小さく，実際の肝切除体積が大きくなければ ICG 値がさらに不良であっても適応可能となる。
- また，腫瘍が S3 の門脈臍部付近に存在する場合は，解剖学的に左葉内側区域枝（P4）が近いため，経門脈的転移を考慮すれば S3 + S4 切除，もしくは左肝切除術が適応となる。
- 転移性肝癌の場合は，多くが被膜を有さないため，断端に腫瘍の露出が予測されるときは左肝切除術に変更するべきである。

2．手術時の体位と機器（図1）
- 患者の体位は仰臥位とする。
- 術者は患者の右側に立ち，エネルギーデバイスのジェネレーター等はデバイスのコードが術野を妨げることがないよう患者の左尾側に配置する。
- 第一助手は左頭側，第二助手は左尾側，第三助手は右頭側に立つ。

図1 体位と配置

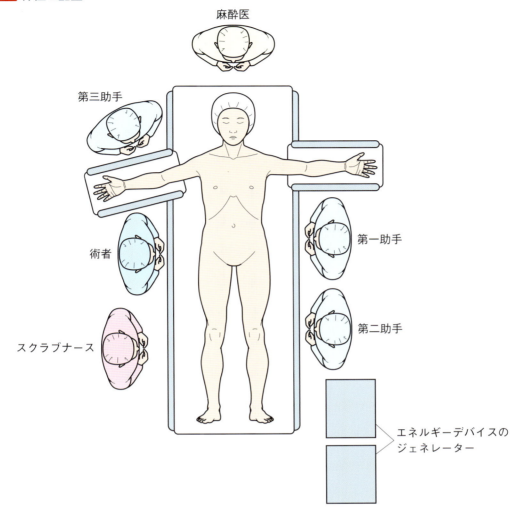

3. 腹壁創（図2）

- 通常の体格であれば上腹部正中切開にて十分な術野が得られる。高度肥満症例で、上腹部正中切開では安全な視野が確保できないと予想される場合は、逆T字型切開を考慮する。左方は腹直筋外縁まで、右方は腹直筋外縁ないし数cm右方程度の切開で比較的良好な視野を得ることができる。
- 開腹は肝円索の右側で行い、肝円索を肝臓に近い部分で結紮切離し、肝側を鉗子で把持し、支持糸として牽引しながら肝鎌状間膜を肝表面に接してある程度切離した後、ケント鉤で左右肋骨弓を牽引する。

4. 周術期のポイント

(1) 術前

- 肝予備能を正確に測定しておく。正常肝において肝外側区域切除術が予備能の点で問題となることはほとんどないが、慢性肝炎・硬変肝症例などではICG 15分停滞率（ICG-R_{15}）値、ICG消失率（K-ICG）および予定残肝ICG消失率（Krem）を算出しておくこと、画像を用いた術前シミュレーションで切除量と切除割合を算出しておくことが重要である。筆者らの施設ではKrem ≧ 0.05を一つの基準としている。

- 筆者らの施設ではSYNAPSE VINCENT（富士フイルムメディカル社）による術前切離シミュレーションを行っている。切除容積，切離面積などを算出することができるほか，3次元画像により患者個々の脈管分枝バリエーション・走行の把握が容易になる。特に左肝動脈が左胃動脈から分岐して肝胃間膜内を走行する場合には，副左肝動脈が存在する場合などがあるため，その走行位置を正確に把握しておくことが重要である。

(2) 術後

- 術当日から翌朝は術中のインアウトバランス，血圧，脈拍，尿量などから循環血液量の過不足を判断し輸液量を算出する。アルブミン製剤や凍結血漿をルーチンで投与する必要はないが，硬変肝などいわゆる肝不全のハイリスク症例では早めの投与を検討してもよい。

図2 腹壁創
a：通常時（上部正中切開）
b：肥満時（逆Ｔ字型切開）
c：開腹

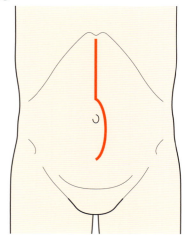
ⓐ

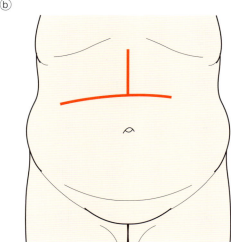
ⓑ

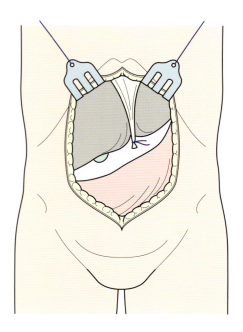
ⓒ

- 術後 1 日目は原則として飲水を許可し，離床を開始する．術後 2 日目より固形食の摂取を開始する．ビリルビン値，プロトロンビン時間の推移を確認して肝不全徴候をチェックする．
- 術後 4〜6 日目には経口摂取が進んで輸液を終了できることが期待される．この時期にビリルビン値，プロトロンビン時間がともに異常値であれば International Study Group of liver surgery（ISGLS）基準で肝不全と判定される．改善傾向であれば経過観察で十分（Grade A）であるが，この時期にまだ上昇傾向であれば要注意である．
- 筆者らは術後の CT 検査をルーチンで行っているが，術後 6〜7 日目に撮影することが多い．肝切離断端の液体貯留は程度の差はあるものの，ほとんどの症例で認められる．発熱や炎症所見の遷延を認める場合は胆汁漏を疑いドレナージを行う．炎症所見がなければ経過観察でよいが，貯留量が多ければ増加傾向の有無をフォローする必要がある．胸・腹水や無気肺の有無，門脈血栓の有無をチェックする．問題がない場合，術後 7〜10 日目頃に退院できれば通常の経過といえる．
- 術後出血の頻度は報告によって異なるが，再開腹止血術を要する症例は概ね 1% 未満である．通常肝切離面は最も入念に止血処置を行うため，術後出血の原因となることは意外と少ない．昨今は肝外側区域切除後にドレーンを留置することはほとんどなく，バイタルサイン（血圧低下，頻脈）の異常によりその発生を疑うことが第一である．必要に応じて超音波検査，CT 検査にて診断を確定する．
- 胆汁漏は肝切除特有の合併症であり，頻度も全体で 5〜10% と比較的高い．腹腔内ドレーンからの胆汁様排液を認めれば診断は容易であるが，実際には遅発性に生じることも多く，術後安定した状態に入ってからの不意の発熱をみた場合には，その発生を疑い超音波検査，CT 検査を行うことが肝要である．
- 大量の腹水は肝不全徴候の一つである．肝外側区域切除術で残肝容積が小さくなることはほぼないが，硬変肝の場合は発生リスクが高くなる．腹腔内ドレーンを留置していない場合には，体重増加，自覚症状，腹部所見によりその発生を疑い超音波検査にて診断する．
- 少量の腹水であれば経過観察で十分であるが，中等量の腹水や自覚症状を認める場合にはまずは利尿剤の投与，アルブミン製剤の投与を行う．
- 大量腹水にて症状が強い場合，とりわけ腹部膨満による食欲不振が栄養状態の低下を招くような場合には穿刺排液を行う．肝不全による腹水であれば根本的な対処法はなく，感染と門脈血栓に留意して残肝の再生・機能回復を待つ．

手術を始めよう──手術手技のインデックス！

1. 手術手順の注意点
- 標準的な手術手順を以下に示す。
- 胃切除後など肝外側区域下面と小網や胃壁との間に癒着を認める場合は，丁寧な剥離操作を心掛ける。過度な牽引や剥離面を見誤ったままの操作はよけいな出血を招く。肝被膜を温存する層で剥離できれば出血も少ない。

2. 実際の手術手順

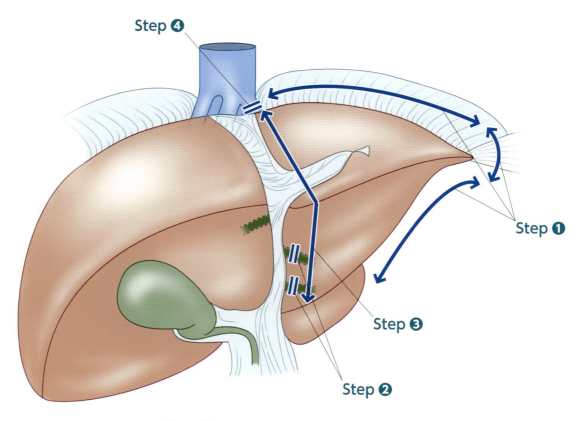

Step ❺　止血，ドレーン挿入，閉腹

[**Focus** は本項にて習得したい手技（後述）]

Step ❶ (p.54) 　肝外側区域の授動（図 A）　**Focus 1**

Step ❷ (p.56) 　流入血管の処理（図 B）　**Focus 2**

Step ❸ (p.58) 　肝切離（図 C）　**Focus 3**

Step ❹ (p.60) 　左肝静脈処理（図 D）　**Focus 4**

Step ❺ (p.62) 　止血，ドレーン挿入，閉腹　**Focus 5**

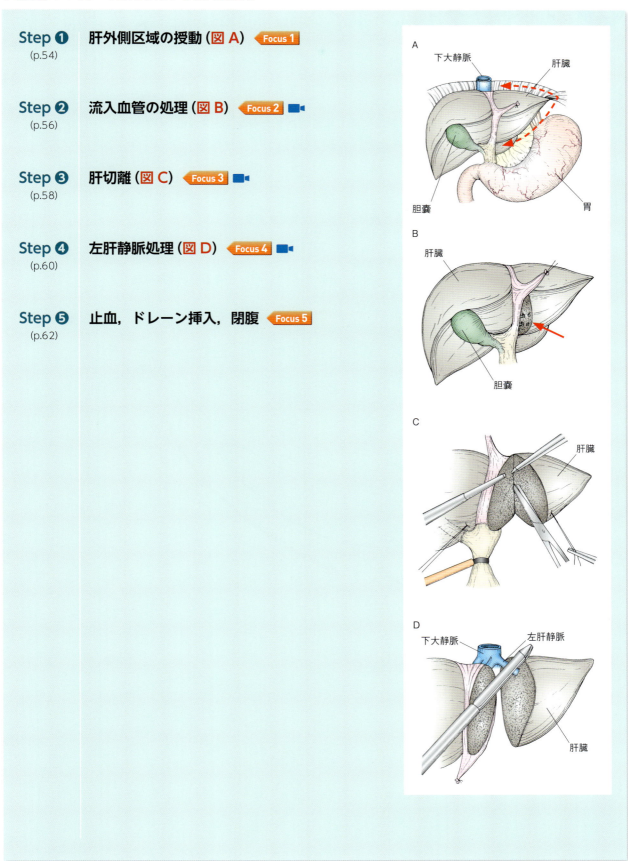

Ⅲ 手技をマスターしよう！

Step ❶
Focus 1 肝外側区域の授動

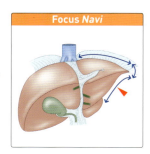

1. 手技のスタートとゴール
- 肝鎌状間膜，左肝冠状間膜，左三角間膜を切離して外側区域を脱転し，Arantius 管を同定した後，左肝静脈根部を背面から確認する（図3）。

図3 肝外側区域の授動
a：肝鎌状間膜，左肝冠状間膜，左三角間膜を切離して外側区域を脱転する。
b：Arantius 管を同定した後，左肝静脈根部を背面から確認する。

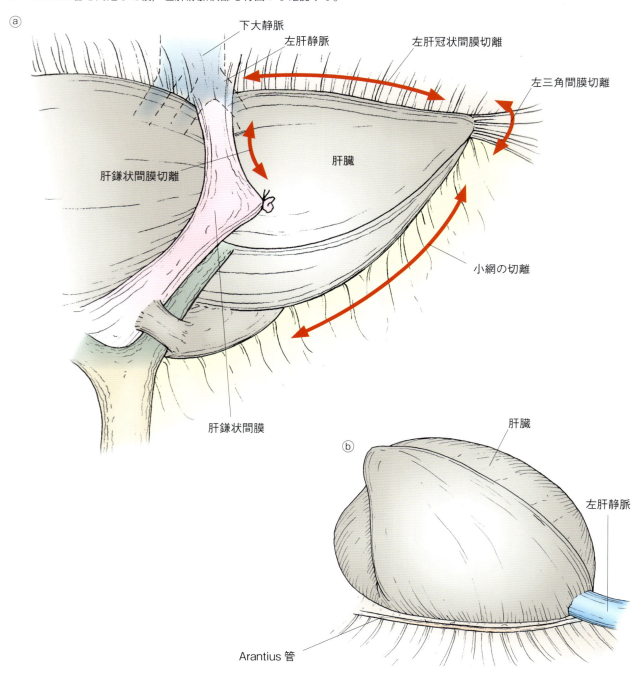

2. 手技の習得

- **手技の概要**

  左肝静脈・中肝静脈の共通幹に向かって肝鎌状間膜を切離する。続いて肝冠状間膜・左三角間膜を切離し，外側区域を脱転する。小網を肝付着部付近で切離し，Arantius管を露出する。ただし，巨大腫瘍の場合は，肝の授動は流入血管の処理後でもよい。

- **手技習得のポイント**

  (1) 肝鎌状間膜の切離は肝表面に沿って行う。肝静脈，下大静脈の腹側の高さを意識する。

  (2) 左肝冠状間膜の切離の際は，あらかじめガーゼタオルを肝下面頭側に挿入し，左肝冠状間膜直下にガーゼを置くことにより横隔膜，食道の損傷を防ぐ。

  (3) Arantius管に沿って肝静脈に向かうと左肝静脈の根部に至る。左肝静脈流入部は扇形に広がっており，Arantius管を切離する際はやや尾側で切離するが，通常は切離する必要はない。Arantius管の走行を確認することで，それより背側に尾状葉に向かうGlissonが存在していることになり，肝実質背側切離時の尾状葉枝損傷を回避することができる。

3. アセスメント

Q 術野形成はどのように行うのか？

▶術者は外側区域を尾側に牽引しながら，特に左下横隔静脈を損傷しないように授動する。

Q 切離開始はどこから行うのか？ うまい入り方は？

▶外側区域を右側・尾側に脱転しながら，左下横隔静脈を指標として左・中肝静脈共通肝の左側壁に至り，肝上部の下大静脈左側壁を露出する。

Q 切離ラインの設定は？

▶肝鎌状間膜の切離は肝表面に沿って行う。肝静脈，下大静脈の腹側の高さを意識する。

Q 左・中肝静脈共通幹の存在する層は？

▶左・中肝静脈共通幹は左冠状間膜の前・後葉の間に包まれている。

Q 切離のコツは？

▶肝外側区域の背面で小網と横隔膜の間にガーゼを挿入し，左肝冠状間膜切離の目印とする。

Q 切離のピットフォールは？

▶肝静脈付近で左下横隔静脈を意識せずに，むやみに超音波凝固切開装置を使用するとキャビテーションによって左下横隔静脈を損傷し，思わぬ出血を招くことがある。意識していても損傷することもあるので，キャビテーションには十分な注意が必要である。

▶左三角間膜内には脈管・胆管が走行していることがあり，電気メスのみで切離した場合，頻度はまれだが術後に胆汁漏を認めることがある。結紮・シーリングにて処理するのが望ましい。

Step ❷
Focus 2　流入血管の処理

1. 手技のスタートとゴール
● 外側区域へ向かう脈管枝を確実に処理する（図 4）。

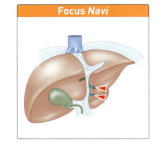

Focus Navi

図4 外側区域へ向かう脈管の処理
a：Pringle 法
b：中枢側と末梢側 Glisson の結紮切離

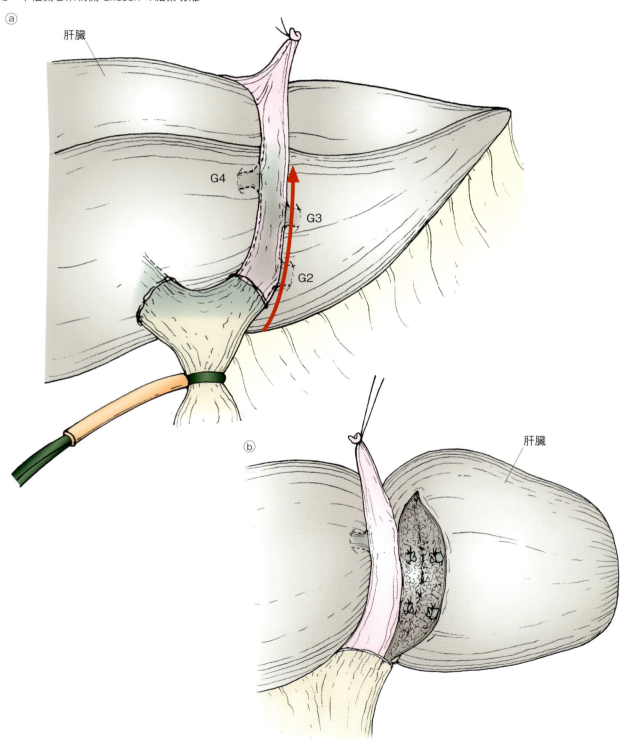

2. 手技の習得

● **手技の概要**
門脈臍部の左側に沿って漿膜を切開し，外側区域に向かう Glisson 枝を結紮・切離する（ ①）。

● **手技習得のポイント**
(1) 門脈臍部の前に肝実質（橋）が存在する症例ではまずこれを切離する。
(2) 脈管は通常，Glisson 単位で結紮・切離する。中枢側は 2-0 絹糸による二重結紮の後，3-0 バイクリル®もしくは 4-0 プロリーン®で刺通結紮する。末梢側はクランプした鉗子側で切離し，4-0 プロリーン®で over & over で縫合閉鎖する。

（動画時間 02：01）

3. アセスメント

Q 左肝動脈の走行は？

▶ 左肝動脈は通常は，肝十二指腸間膜の左側を走行し，門脈臍部の外側から肝内へ流入する。
▶ 内側区域動脈枝（A4）は，門脈臍部の右側から，門脈内側区域枝と内側区域胆管枝の間を通って肝内に流入する。A4 は中肝動脈からの分岐となることが多い。

Q 脈管処理のピットフォールは？

▶ 門脈臍部から外側区域へ流入する門脈枝は P2，P3 の 2 本のみとは限らない。細い枝，あるいは P3 がすぐに 2 本に分岐する場合などがあり，丁寧に結紮・切離する。
▶ A4 が門脈臍部の背側で左肝動脈より分岐する場合がある。この場合，左肝動脈を門脈臍部の外側で結紮・切離すると，内側区域の動脈血流を一時的に失う可能性がある。障害肝の場合は，一過性でも動脈血流低下領域を生じさせることは避けるべきであり，そのような症例では A4 からの分枝を意識する。

Step ❸
Focus 3　肝切離

1. 手技のスタートとゴール
- 肝実質切離を左肝静脈が露出されるまで行う（図5）。

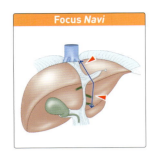

図5　肝切離
a：肝実質切離中
b：肝切離完了時

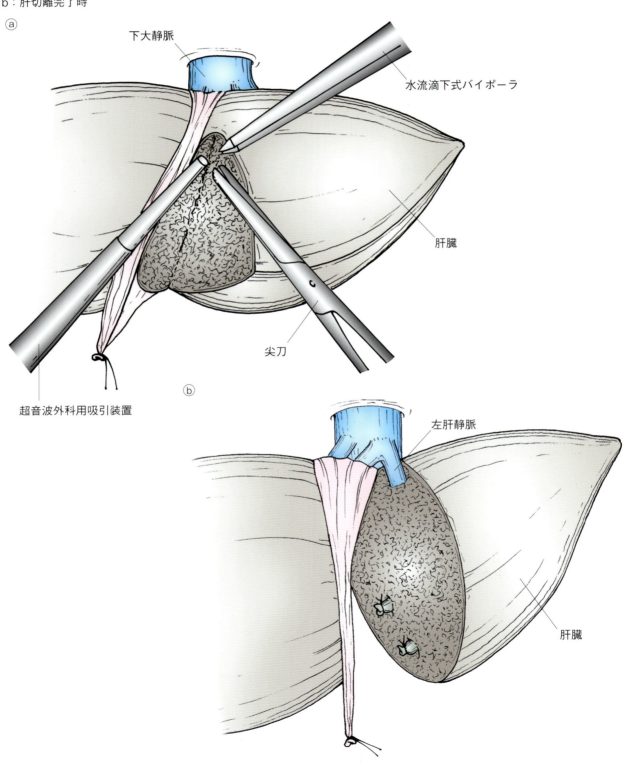

2. 手技の習得

● 手技の概要

術中超音波検査にて Glisson 門脈臍部左側と腫瘍，肝静脈根部と腫瘍との距離を確認したうえで，肝実質切離ラインを決める。最近では ICG 蛍光法による腫瘍の存在・位置確認を行うようにしている。定型的な肝外側区域切除術の際には，概ね肝鎌状間膜の左側で切離ラインを設定することになるが，頭側は左肝静脈の根部からある程度離れてもよい。肝下面の切離ラインは Arantius 管に沿って設定する。肝実質の切離は，超音波外科用吸引装置と水流滴下式バイポーラにて行っている（■◀ ②）。

（動画時間 00：58）

● 手技習得のポイント

(1) 切離に先立って，肝十二指腸間膜にテープをかけて Pringle 法の準備をしておく。

(2) 切離予定線を電気メスにてマーキングし，切離開始部の左右に牽引糸をかけておく（3-0 バイクリル®）。浅層は超音波凝固切開装置にて切離していく。切離は尾側から頭側へ向かって行う。深部は超音波外科用吸引装置にて切離を進め，助手は水流滴下式バイポーラを使用して止血や小血管の焼灼・切離を行う。

3. アセスメント

Q 切離ラインの設定は？

▶肝上面は肝鎌状間膜の左側に沿い，肝下面は Arantius 管を目安とする。

▶腫瘍から十分な距離を確保することができれば，頭側は左肝静脈の根部からある程度離れてもよい。

Q 切離時のコツは？

▶切離を進めると，左右の牽引糸によって切離線を底辺とする左右対称の三角形が形成される。この三角形の底辺（＝切離線）を上下方向に均等に延長していき，三角形を徐々に大きくしていくことを目標とする。

▶超音波外科用吸引装置はチップそのもので掘り進むのではなく，先端の振動エネルギーで肝実質を掘る感覚が重要である。5mm 内の振幅で細かく柔らかく動かす。1 つのポイントへの集中的で連続的な操作は，脈管損傷を惹起する。

Q 肝切離面からの出血への対処は？

▶滲むような出血には，水流滴下式バイポーラを少し広めに開いて，やや強めに圧迫しながら通電する。ブレードの間を煮沸生食内で煮詰めるようにして蛋白質を凝固させるシーリング操作が有効である。

▶バイポーラでの焼灼中は，術者が超音波外科用吸引装置で，第二助手が吸引管で滴下生食と血液を術野から除去すると，凝塊付着による組織とバイポーラの接着，および未焼灼組織の引きちぎり出血が防止できる。

Step ❹
Focus 4 左肝静脈処理

1. 手技のスタートとゴール
- 左肝静脈を切離する（図6）。

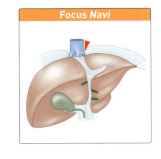

図6 肝静脈切離
a：ベッセルループで確保しながら自動縫合器をかける。
b：他の組織の巻き込みがないことを確認する。

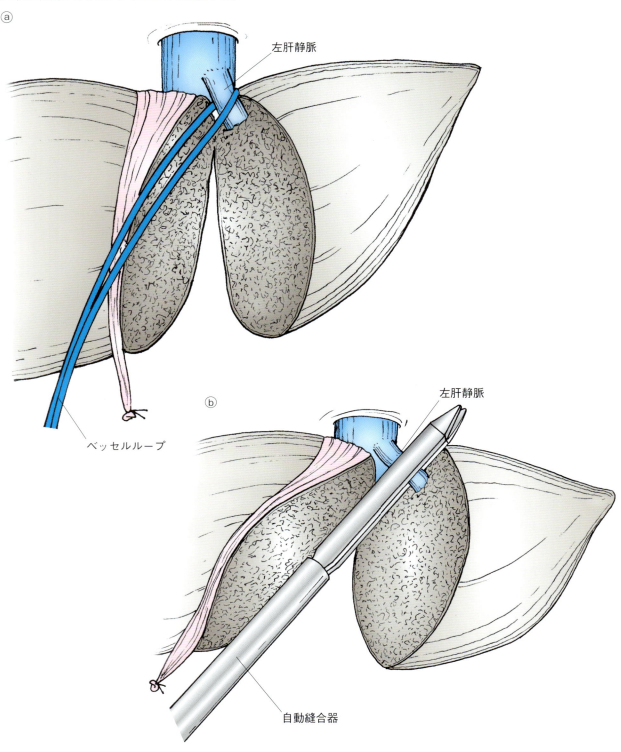

2. 手技の習得

- **手技の概要**
  左肝静脈は多くの場合，中肝静脈と共通幹を形成しており，左肝静脈を肝外で単独処理するのは困難なことが多い。肝切離を先行させて最後に自動縫合器にて切離することが多いが，腫瘍から十分な距離があれば必ずしも根部に近づく必要はない（🎥◀ ③）。
- **手技習得のポイント**
  (1) 肝切離を先行し，左肝静脈根部を露出したらベッセルループを根部にかけておく。
  (2) ベッセルループを牽引しながら自動縫合器をかける。その際に中肝静脈の巻き込みにも注意する。

🎥◀ ③

（動画時間 00：37）

3. アセスメント

Q 左肝静脈の根部はどうすれば露出できる？

▶左・中肝静脈は共通肝を形成していることが多く，無理に肝上面から露出する必要はない。外側区域を脱転して小網を切離し，Arantius管を確認し，これを中枢側に肝静脈流入部まで追うことで，左肝静脈根部を背側から確認することが可能である。

▶左肝静脈の処理に際し，多くの場合，肝上面からのアプローチのみでは本幹を結紮・切離することは困難である。肝切離を先行することで根部を露出することができる。

▶根部の付近では，脈管に対して可能な限り接線方向に超音波外科用吸引装置を構え，静脈壁周囲の実質を丁寧に1枚ずつ末梢から中枢に向けてそぎ落とすように操作することが重要である。超音波外科用吸引装置のチップによる強引な剥離は静脈壁の損傷を惹起して，術野があっという間に血の海になるので注意する。

Q 切離の際のピットフォールは？

▶左肝静脈と中肝静脈は85％程度の症例で共通幹を形成しており，左肝静脈根部の処理の際に中肝静脈の狭窄をきたしてしまうことがある。

▶肝切離面において十分に左肝静脈根部の首を長く露出しておくことが重要である。

Step ❺
Focus 5 止血，ドレーン挿入，閉腹

1. 手技のスタートとゴール
- 肝切離面の止血・胆汁漏の有無の確認を行って閉腹する。

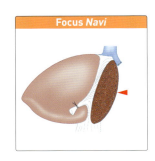
Focus *Navi*

図7 止血操作
吸引と水流滴下式バイポーラで焼灼凝固しながら，タコシール®を貼付している。

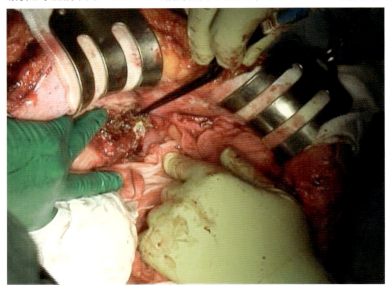

図8 ドレーン挿入
19Fr. のJ-VAC®ドレーンを肝切離面に留置している。

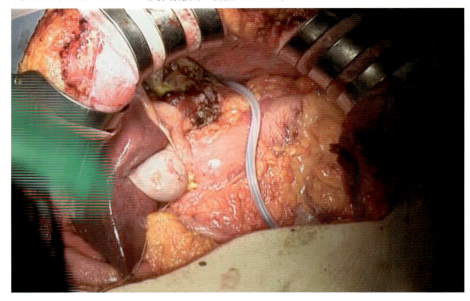

2. 手技の習得

● **手技の概要**
肝切離が終了したら血流遮断を解除して目立った出血点を止血し，胆汁漏を認めないことを確認する。いずれも認めないと判断されれば，ドレーンは基本的に必要ない。胆汁漏が認められた等の理由でドレーンを挿入する場合は，右側腹部から Winslow 孔を通して肝切離面へ閉鎖式ドレーン（J-VAC®）を留置する。

● **手技習得のポイント**
(1) 止血は水流滴下式バイポーラによる焼灼や圧迫止血を基本とするが，必要に応じてタコシール®を貼付する。コントロール困難な出血は縫合止血も考慮するが，止血点が正確に確認できないまま無理に縫合すると，かえって血管の狭窄などをきたし無用な阻血域・うっ血域をもたらす。
(2) 肝切離面にガーゼを当てて胆汁漏による黄色汚染がないことを確認する。汚染が認められるときは縫合閉鎖する。

3. アセスメント

Q タコシール®貼付のコツは？

▶出血点に確実にあてがい，ドライガーゼにて圧迫し，その上から生食をかけて数秒間おく。その後，ガーゼをゆっくり外す。

Q タコシール®を扱う際のピットフォールは？

▶タコシール®を貼付する際は，貼付する直前までドライな操作が重要である。濡れた鑷子や指で扱うと貼付できずに剥がれてしまう。

Q 胆汁漏を認めた場合の対応は？

▶胆汁漏が確認された場合には，6-0 PDS®にて縫合するが，過度の縫合は胆管の狭窄をきたす可能性があり，控えるべきである。Cチューブによる減圧あるいはフィブリン糊による被覆補強を行う。

Ⅳ トラブル・シューティング！

- 開腹下肝外側区域切除術におけるトラブル・シューティングとしては，①術中出血，②胆汁漏がある。

1. 術中出血

Q 術中出血の好発部位はどこか？
▶ 術中出血の好発部位は，左下横隔静脈の肝静脈流入部および肝切離面である。

Q 術中出血の原因は？
▶ 解剖の誤認，器具の未熟な扱いなど基本的な原因がほとんどである。術中の中心静脈圧（CVP）が高い場合には，全肝遮断中もコントロール困難な出血を認めることがある。

Q 術中出血の予防法は？
▶ Pringle法による全肝遮断を適宜行うこと，術中のCVPを下げることなどが挙げられる。麻酔医との連携が不可欠である。

Q 術中出血時の対応は？
▶ 肝切離面出血時の基本は圧迫止血である。圧迫で止血できない場合には，出血部位をよく確認して縫合止血する。また，タコシール®などの止血剤を貼付してもよい。
▶ 止血剤をあらかじめ1.5×1.5cm大に切っておき，確実に止血点にあてがう。ガーゼ越しに圧迫しながら吸引すると，周囲の組織を巻き込むことなくドライな視野が得られる（図9）。

図9 術中出血への対応
a：あらかじめ 1.5 × 1.5cm 大に切った止血剤を出血点にあてがう。
b：ガーゼ越しに圧迫しながら吸引すると周囲の組織を巻き込むことなくドライな視野が得られる。

ⓐ

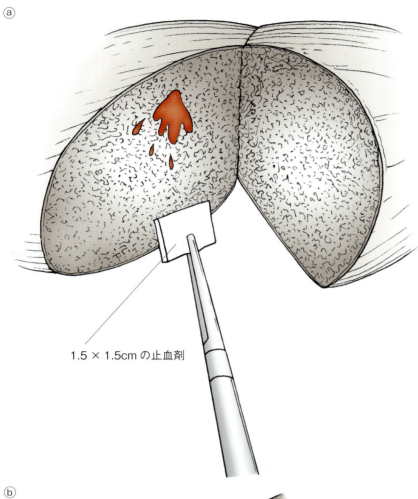

1.5 × 1.5cm の止血剤

ⓑ

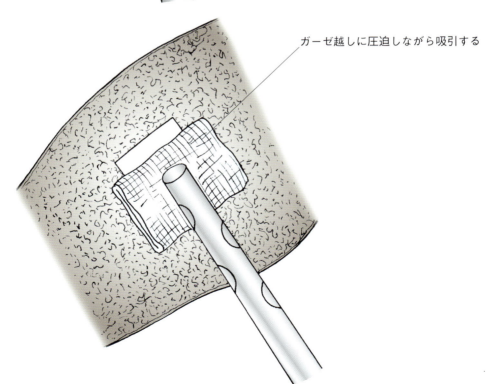

ガーゼ越しに圧迫しながら吸引する

2. 術中胆汁漏 (図10)

Q 術中胆汁漏の好発部位はどこか？

▶術中胆汁漏は，Glissonの露出部で起こることが多い。

Q 術中胆汁漏の原因は？

▶ほとんどの場合，肝実質切離中のGlissonの露出に伴う細い胆管枝の損傷が原因である。

Q 術中胆汁漏の予防法は？

▶結紮すべき脈管を見誤らないことである。超音波外科用吸引装置のチップで強引な剥離を行うと，胆管の損傷をきたすことがある。

Q 術中胆汁漏を認めた場合の対応は？

▶胆汁漏が確認された場合には，5-0 PDS®にて縫合するが，過度の縫合は胆管の狭窄をきたす可能性があり，控えるべきである。Cチューブによる減圧あるいはフィブリン糊による被覆・補強を行う。

図10 術中胆汁漏

胆汁漏はGlissonの露出部で起こりやすい。胆汁漏が認められれば5-0 PDS®で縫合閉鎖を行う。ただし無理をすれば，さらに裂けたり狭窄をきたす可能性がある。縫合にて修復できなければCチューブを留置して減圧を図る。

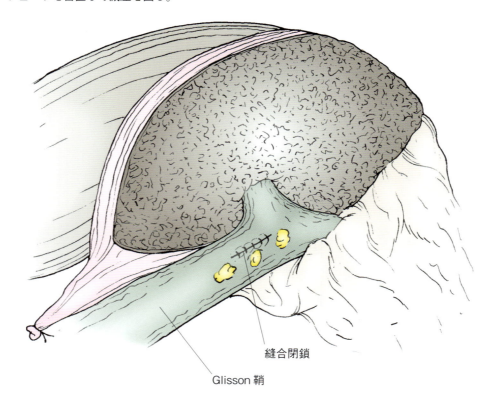

◆ 参考文献

1) 上本伸二 監: 京大式肝臓外科のすべて, 最新医学社, 2015.
2) 松田政徳, 松本由朗: 肝外側区域切除術. 消化器外科 2002; 25(6月臨時増刊号).
3) 山中潤一: 肝の解剖とその診断. 平成18年度後期日本消化器外科学会教育集会, 2006.
4) Yamanaka J, Saito S, Iimuro Y, et al: The impact of 3-D virtual hepatectomy simulation in living-donor liver transplantation. J Hepatobiliary Pancreat Surg 2006; 13: 363-9.
5) Yamashita Y, Hamatsu T, Rikimaru T, et al: Bile leakage after hepatic resection. Ann Surg 2001; 233: 45-50.
6) Majno PE, Mentha G, Morel P, et al: Arantius' ligament approach to the left hepatic vein and to the common trunk. J Am Coll Surg 2002; 195: 737-9.
7) Michels NA: Newer anatomy of the liver and its variant blood supply and collateral circulation. Am J Surg 1966; 112: 337-47.
8) Nagino M, Kamiya J, Nishio H, et al: Two hundred forty consecutive portal vein embolizations before extended hepatectomy for biliary cancer: surgical outcome and long-term follow-up. Ann Surg 2006; 234: 507-17.

Column

「開腹か, 腹腔鏡か」

　肝外側区域切除術は最も定型的な手術であり, 初学者としては, 系統的肝切除を行う際の習得すべき基本操作がほとんど含まれている。それゆえ, この術式をぜひ開腹で経験しておきたいだろう。しかしながら, 腹腔鏡下肝外側区域切除術の保険収載に伴い, 肝外側区域切除術のほとんどが腹腔鏡下に行われるようになっている。開腹下手術をマスターしたベテラン外科医が, 腹腔鏡下系統的肝切除術を導入する際の足掛かりに肝外側区域切除術を行っている場合もあり, 若手に開腹下外側区域切除術の術者を経験する機会が激減しているのが現状であろう。開腹で行われる場合も, 開腹歴による高度の癒着や超巨大腫瘍など難易度の高い症例が選択されるようになり, 若手の初学者が導入に手ごろな開腹下肝外側区域切除術を経験すること自体が"高難度"な社会情勢となっている。指導医の方々におかれましては, このような現状を考慮され, 若手が開腹下手術を経験する機会をなるべく多くもつことができるようぜひとも"忖度"していただきたい。

腹腔鏡下肝外側区域切除術

金沢景繁　大阪市立総合医療センター肝胆膵外科

> **⚠ 手術手技マスターのポイント**
> 1. 肝外側区域の授動を十分に行う。
> 2. umbilical fissure vein を露出させる層で肝離断を行う。
> 3. 適切な自動縫合器を選択する。

I 手術を始める前に

1. 手術の適応（臨床判断）

(1) 適応となる場合

- 適応疾患や，肝予備能も含めて基本的に開腹下肝外側区域切除術と変わりなく，腹腔鏡下手術の低侵襲性の面から，より高齢者や全身疾患併存例などにも適応となる可能性がある。
- 腹腔鏡下肝切除術の国際コンセンサス会議[1]や肝癌診療ガイドライン[2]において，5cm 以下の単発腫瘍に対する腹腔鏡下肝外側区域切除術は腹腔鏡下肝切除術の最も良い手術適応として推奨されている。
- 肝外側区域切除術は右葉系の肝切除と比較し，左横隔膜下周囲スペースに余裕があり，5cm を超えるような比較的大きい腫瘍であっても，Glisson や肝静脈根部から離れていれば，腹腔鏡下に施行可能な場合が多い。

(2) 適応としない場合

- 血行再建や胆道再建を伴うものは保険適用外となっており，腹腔鏡下操作による動作制限があることより，肝静脈根部や下大静脈，および周囲臓器や横隔膜浸潤のあるものも原則適用外としている。
- 術中に至適な中心静脈圧（CVP）や気道内圧を保ちつつ，呼吸・循環機能，腎機能を維持することが可能であり，気腹下での肝離断を行う際に肝静脈からの出血コントロールが可能となるという点で有用である。

2. 手術時の体位と機器（図1）

- マジック・ベッドを用いた頭高位（逆トレンデレンブルグ体位），開脚位とする．これは，肝切除中の肝静脈出血を減らす目的と，肝上部の支持間膜（肝鎌状間膜，肝冠状間膜，三角間膜）切離のためであり，特に肝外側区域の授動の際は右下ローテーションとすることで左三角間膜の処理が容易となる．
- 腹腔鏡下肝切除術の場合，一般に肝実質切離機器を含めた多数の機器を必要とするため，その配置が手術の効率に深く関わる．筆者らは，患者の左側に超音波検査装置，電気メスや超音波凝固切開装置（LCS），右側には超音波外科用吸引装置（CUSA）や吸引装置を配置している．また，手術中に出血制御や視野の展開が困難な場合に用手補助腹腔鏡下手術や開腹手術にスムーズに移行できるように，開窓器のセッティングを想定して，その支柱を立てられるようなスペースを確保している．

図1 体位と配置

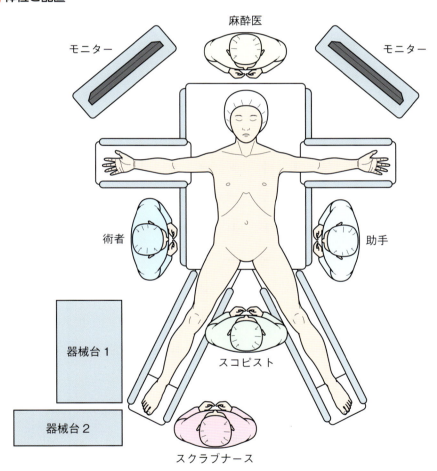

3. 腹壁創（図2）

- 臍部に腹腔鏡用12mm Kii® Balloon Blunt Tip トロッカー，右肋弓下鎖骨中線上に術者の肝切離操作用12mm エンドパス® XCEL トロッカー，右側腹部，心窩部および左肋弓下鎖骨中線に5mm E・Z トロッカー，右側腹部にPringle用のターニケット式ネラトンカテーテルを置いている。

図2 トロッカーの配置と術後腹壁創

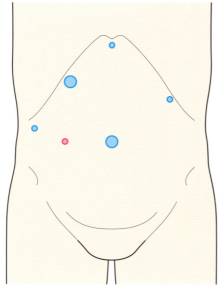
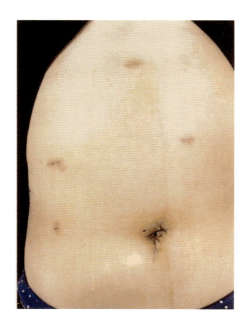

- ●：12mmトロッカー
- ●：5mmトロッカー
- ●：Pringle用ネラトンカテーテル

4. 周術期のポイント

(1) 術前
- 画像支援ナビゲーションで，腫瘍と umbilical portion（門脈臍部）との位置関係，外側区域 Glisson（G2 および G3）枝の分枝形態，左肝静脈の分岐形態特に umbilical fissure vein の走行を確認しておく。
- 術前日の午後に入院し，看護師による入院オリエンテーション後に手術説明を行う。夕食以降絶食とし，手術3時間前より絶飲食としている。

(2) 術後
- 腹腔鏡下肝外側区域切除術は"3時間以上の全身麻酔"，"腹腔鏡下手術"で深部静脈血栓症"中～大リスク"となることが多く，術中からの対策（弾性ストッキングや間欠的空気圧迫法等）を施行している。
- クリニカルパスに沿って術後管理を行い，約1週間後の退院を予定している。具体的には翌日朝より飲水開始，昼から食事開始とする。ドレーンは原則的に術後2日目までの抜去としている。

II 手術を始めよう──手術手技のインデックス！

1. 手術手順の注意点
- 標準的な手術手順を以下に示す。
- 筆者らの施設では，腹腔鏡下肝外側区域切除術の際の Glisson や肝静脈は基本的に自動縫合器にて一括処理しているが，腫瘍が umbilical portion に近い場合などでは Glisson や肝静脈を個別に処理するようにしている。

2. 実際の手術手順

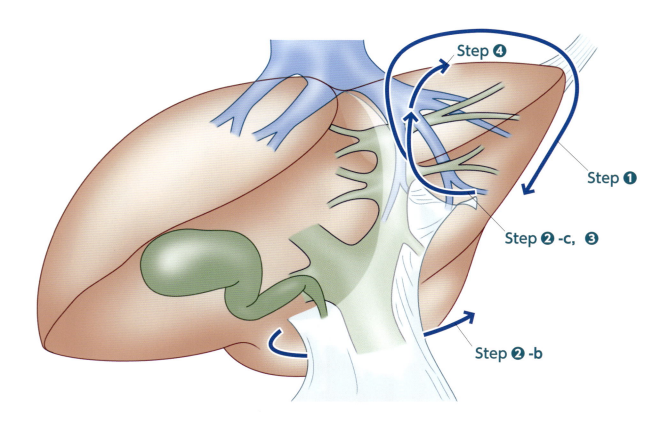

[Focus は本項にて習得したい手技（後述）]

Step ❶ (p.74) 　肝外側区域の授動　Focus 1

Step ❷ 　肝実質切離の準備と実際（図 A）
(p.76) 　　a. 術中超音波検査 ＊
(p.76) 　　b. Pringle 法の準備 ＊
(p.76) 　　c. 肝実質切離　Focus 2

Step ❸ 　（ⅰ）自動縫合器による Glisson 一括処理（図 B）
(p.79) 　　Focus 3

(p.81) 　（ⅱ）外側区域 Glisson の個別処理（図 C）
　　Focus 4

Step ❹ 　自動縫合器による左肝静脈処理　Focus 5
(p.83)

＊ここでは簡単に手技のコツ（Knack）を示します。

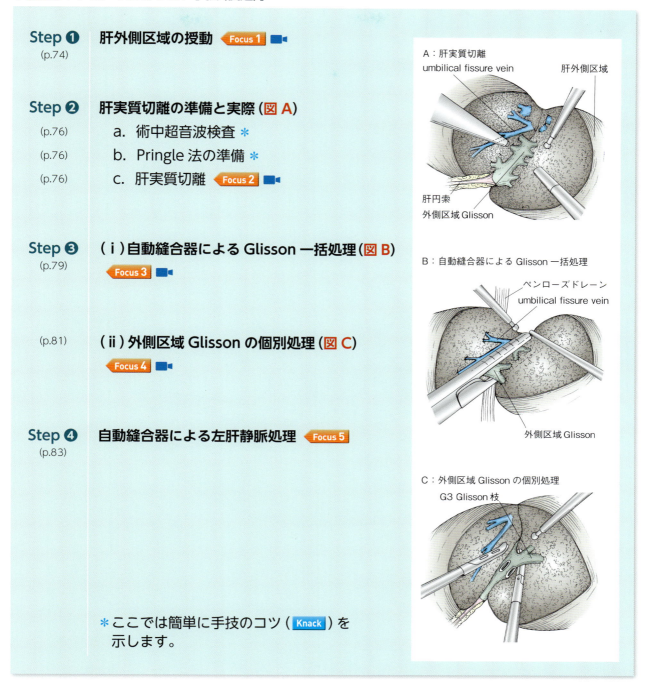

A：肝実質切離
umbilical fissure vein　肝外側区域
肝円索
外側区域 Glisson

B：自動縫合器による Glisson 一括処理
ペンローズドレーン
umbilical fissure vein
外側区域 Glisson

C：外側区域 Glisson の個別処理
G3 Glisson 枝

III 手技をマスターしよう！

Step ❶
Focus 1　肝外側区域の授動（図3）

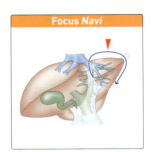

1．手技のスタートとゴール

- 肝外側区域の腹側および背側面をフリーとし，左 Glisson から umbilical portion および左肝静脈根部の位置を明らかにする。

図3 肝外側区域の授動
a：肝外側区域の授動開始
b：Arantius 板の露出

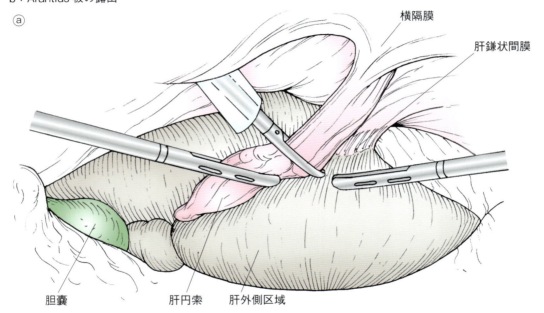

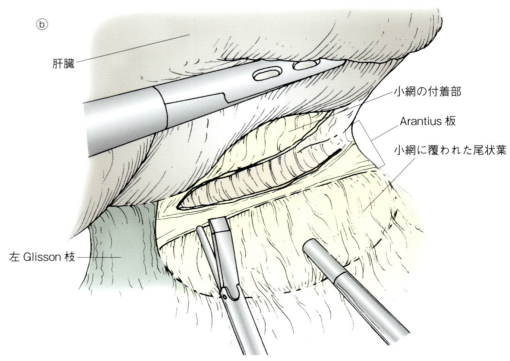

2. 手技の習得

- ● **手技の概要**
  肝外側区域の支持間膜である肝円索，肝鎌状間膜，左冠状間膜，左三角間膜を切離し，左肝静脈の位置を確認する。
- ● **手技習得のポイント**
  (1) 術者用トロッカー留置後，肝円索を超音波凝固切開装置にて切離し，心窩部のトロッカーを含めた助手用のトロッカーを挿入する。肝円索を結紮し，結紮糸をEndo Close™にて右肋弓下のトロッカー外側から体外に引き出し，牽引する。
  (2) 右下ローテーションとし，術者は心窩部のトロッカーと右肋弓下のトロッカーを用いて肝鎌状間膜，左冠状間膜，左三角間膜を切離する。助手は左側腹部のトロッカーよりロータリーダイセクター®等を用いて肝外側区域を尾側に圧排し，支持間膜に緊張がかかるようにする。そして頭側から左肝静脈根部の位置を明らかにしておく。
  (3) 最後に肝外側区域尾側面を展開し，尾側でArantius板から左肝静脈背側を鈍的に剥離し，自動縫合器でGlissonや左肝静脈を処理する際のスペースを確保しておく（🎥 ①）。

（動画時間 01：23）

3. アセスメント

Q 左肝静脈根部の露出法は？

▶左肝静脈が表層の近傍を走行している症例も認めるため，術前の画像ナビゲーションでその走行位置を十分に把握しておく。

▶肝鎌状間膜の切離に続いて左右の冠状間膜を広く剥離していき，左肝静脈と中肝静脈の共通幹の位置を把握するが，わかりにくければ左冠状間膜，左三角間膜を切離した後，外側から内側に向かって左冠状間膜を丁寧に切離していく。

▶さらに肝外側区域尾側面を展開すると，背側から左肝静脈の位置を容易に確認することができる。

Q 左Glissonからumbilical portion前面が肝臓で覆われている場合はどうするか？

▶同部のいわゆる"bridge"が発達している症例では，外側区域Glisson処理の前に"bridge"を切離しておく必要がある。

▶bridge内に脈管や胆管が走行していたり，bridge自体がG3腹側枝と強く癒着している症例もあり，注意が必要である。

Q Arantius板の露出法は？

▶肝外側区域尾側面を展開し，尾側で小網の付着部を鈍的に剥離していくと，白色の構造物が左肝静脈根部側壁から左Glissonに向かって存在する。これがArantius板である（**図3b**）。

▶Arantius板の腹側が肝外側区域切除の背側面となるため，同部を剥離しておくことで，後の自動縫合器による外側区域Glisson処理の際，十分なスペースを確保することができる。

Step ❷ 肝実質切離の準備と実際

Knack a. 術中超音波検査

- 右肋弓下鎖骨中線上の12mmトロッカー，または臍部の12mmトロッカーから超音波プローブを挿入する。
- 術中超音波検査にて腫瘍の位置，他病変の有無，外側区域Glissonや左肝静脈，umbilical fissure veinとの位置関係を最終確認し，肝実質切離予定線をマーキングする。定型的な肝外側区域切除術の場合，肝鎌状間膜切離部の左側で左肝静脈根部に向けた切離線となり，umbilical fissure vein直上となる。

Knack b. Pringle法の準備

- まず助手が肝外側区域小網付着部を展開し，術者がTHUNDERBEAT®を用いてSpiegel葉の表面・腹側で小網を切開する。
- 続いて助手が肝右葉尾側を展開し，術者の右側腹部のトロッカーから肝十二指腸間膜背側に鉗子を小網切開部に向けて通して，肝十二指腸間膜をテーピングする。
- 右側腹部に小切開をおいて，同部からケリー鉗子でテープを取り出し，20cmにカットしておいた22Fr.ネラトンカテーテルにテープを通して腹腔内に誘導し，ターニケット方式のPringle法の準備としている。

Focus 2 c. 肝実質切離

1. 手技のスタートとゴール

- S3 Glissonの表面およびumbilical fissure veinの左壁が露出する深度まで肝実質切離を行う（図4）。

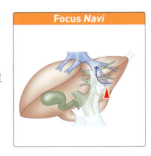

Focus Navi

図4 肝実質切離
a：肝実質切離開始
b：外側区域Glisson表面，umbilical fissure veinの露出

ⓐ

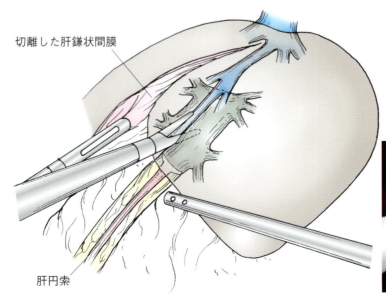

切離した肝鎌状間膜

肝円索

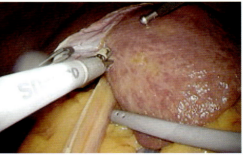

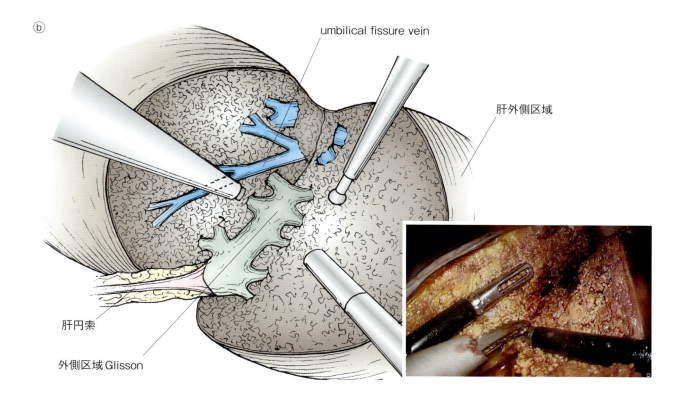

2. 手技の習得

- **手技の概要**

  Glissonや肝静脈を自動縫合器を用いて処理する前に，肝表層の実質切離を行う。

- **手技習得のポイント**

  (1) 肝表層は超音波凝固切開装置，深層はPringle法下に超音波凝固切開装置によるクランプクラッシュ，あるいは先端にソフト凝固を接続した超音波外科用吸引装置（VIO-CUSA）を用いて行っている。

  (2) 肝表層切離の途中，腹側に立ち上がる外側区域Glisson末梢枝やumbilical fissure veinの末梢枝が見られる。これらをしっかり同定，処理しながら，原則的にumbilical fissure veinの左壁を露出する層で頭側に切離を進めていく。

  (3) 自動縫合器でGlissonを処理する際に，途中に処理した脈管のクリップが挟み込まれるリスクがあるため，十分に留意する（▶◀2）。

（動画時間02：52）

3. アセスメント

Q 腹腔鏡下肝外側区域切除術に Pringle 法は必要か？

▶ Pringle 法による間欠的肝流入血遮断は，腹腔鏡下肝切除術においても有用であり，筆者の施設では腹腔鏡下肝外側区域切除術の際もルーチンに行っている。

▶ すなわち，自動縫合器で Glisson を処理する際に，Pringle 法下に行っている。自動縫合器閉鎖部の状態を確認しつつ安全に切離することができる。

Q 肝実質切離のランドマークは？

▶ 表層の肝実質切離後，すぐに umbilical fissure vein 末梢枝を認めることが多く，これを中枢側に追い，umbilical fissure vein 本幹の左壁を確認後に処理する。そして，これをランドマークにして頭側に肝実質切離を行う。

▶ 外側区域 Glisson は，末梢に向かうにつれてすぐ枝分かれしていく。一番手前の外側区域 G3 Glisson が umbilical portion から枝分かれする部位の深さを確認し，頭側はその深さをランドマークに肝切離を進めていく。

Q 肝実質切離のピットフォールは？

▶ umbilical fissure vein の股裂損傷において，頭側（中枢側）の損傷では特に止血に難渋する場合がある。その際は，サージセル®等にて圧迫止血し，外側区域に向かう分枝を末梢寄りで処理することにより，止血を得ることが多い。

▶ 外側区域 Glisson 中枢側の出血に対して，ソフト凝固による止血を多用すると，術後に内側域枝の遅発性の胆管狭窄などの胆道系合併症がみられることも報告されており，より慎重な応対が必要である。

Step❸ (ⅰ)
Focus 3 自動縫合器による Glisson 一括処理

1. 手技のスタートとゴール
- 外側区域 Glisson (G2 + G3) を確実に処理する (図5)。

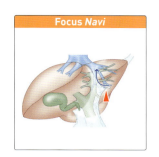

Focus Navi

図5 Glisson 一括処理
a：自動縫合器の挿入
b：外側区域 Glisson の切離

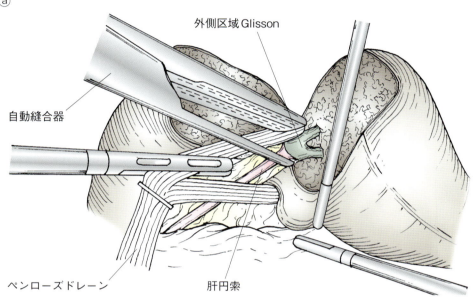

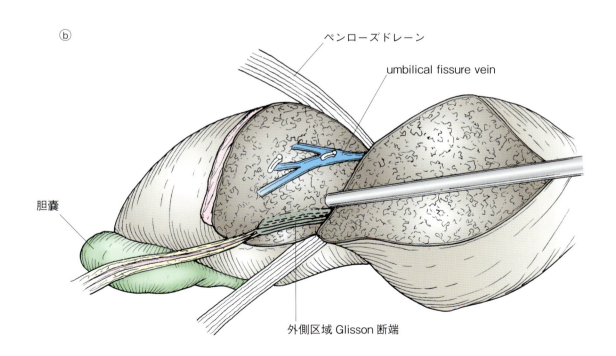

2. 手技の習得

● **手技の概要**
適切な自動縫合器を用いて安全に Glisson 処理を行う。

● **手技習得のポイント**
(1) 外側区域 Glisson (G2 + G3) を一括で自動縫合器にて切離する手技は簡便であり、短時間で施行可能であるが、さまざまなリスクを包含しているため、十分な経験と慎重な自動縫合器の選択が重要である。
(2) 自動縫合器が安全に誘導できるスペースや方向性、Glisson 自体の厚み、残存肝実質の硬さ(肝硬変の有無)を確認し、適切なステープラー高の自動縫合器を選択する。
(3) 筆者らはステープラー高が高めの三列の自動縫合器を選択することが多い。また、Glisson や残存肝実質の評価や自動縫合器の安全な誘導のため、ペンローズドレーンを用いている[3,4]。原則的に Pringle 法をした状態で作動(ファイヤー)を行っている(▶3)。

(動画時間 02：11)

3. アセスメント

Q どの程度の肝表層切離をすれば自動縫合器で安全に処理できるのか？

▶ S3 Glisson の表面および umbilical fissure vein の左壁が露出する深さを基本としているが、Glisson の厚みや残存肝実質の硬さは症例により異なるため、特に肝硬変併存例などでは注意を要する。

▶ 筆者らは、8mm ペンローズドレーンを肝切離予定線におき、ペンローズドレーンを牽引することで外側区域 Glisson および残存肝実質の厚みや硬さを確認している。場合によっては肝実質切離を追加している。

Q 自動縫合器はどのトロッカーから入れてどのように誘導するのか？

▶ 右肋弓下のトロッカーから真っ直ぐに挿入することが多い。そして、先に切離予定線においたペンローズドレーンに添わせて自動縫合器を誘導する。

▶ スムーズに挿入できない場合は、先端が肝実質に当たっていないかなど、腹側、背側から十分に確認し、確実に自動縫合器を挿入する。

Q 自動縫合器作動(ファイヤー)の際に留意すべきことは？

▶ ファイヤーする前にペンローズドレーンを側方にずらして巻き込まないようにする。また、自動縫合器にクリップなどが噛み込まないように、ラインを十分に確認したのちにファイヤーする。

▶ 前述のように、Pringle 法下にファイヤーすることで、自動縫合器閉鎖部の状態を余裕をもって確認することができる。また、動脈断端にはクリップや縫合を追加することが多い。さらに胆汁漏の有無も十分に確認する。

Q 自動縫合器による Glisson 切離の際のピットフォールとその対策は？

▶ 自動縫合器閉鎖部断端からの動脈出血や、胆汁漏を認めることがある。ステープラー高が高めであると動脈出血の可能性は高まるため、同部にクリップや縫合を追加する必要がある。ステープラー高が低めの場合や二列の場合、ミスファイヤーや胆汁漏のリスクがあるため、十分に観察しておく。

▶umbilical fissure vein の処理が不十分な場合，自動縫合器先端で同部の静脈損傷をきたす可能性があるため注意が必要である。
▶肝表層切離の血管処理の際に使用したクリップや，使用途中の自動縫合器トラブルのため，操作途中でファイヤーができなくなる場合がある．このような場合には同部までのファイヤーに留め，自動縫合器を抜いた後で十分に観察する．

Step❸ (ⅱ)
Focus 4 外側区域 Glisson の個別処理

1. 手技のスタートとゴール
● 外側区域 Glisson を確実に処理する（図6）。

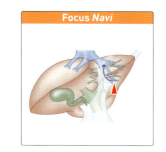

Focus Navi

図6 外側区域 Glisson の個別処理
a：外側区域 Glisson 処理開始
b：外側区域 Glisson 処理終了

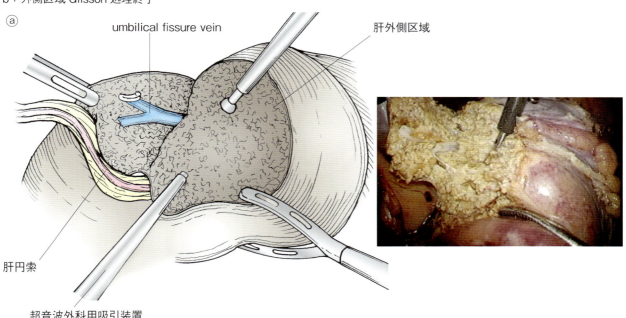

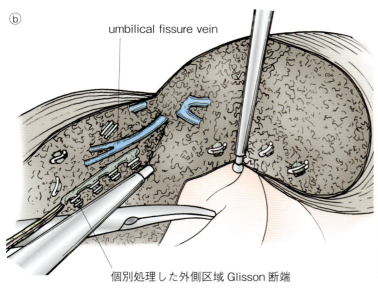

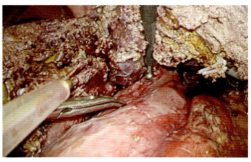

2. 手技の習得

- **手技の概要**
  外側区域 Glisson を個別に処理する。
- **手技習得のポイント**
  (1) 腫瘍が外側区域 Glisson や umbilical portion に近接している場合には，自動縫合器での Glisson 一括切離では，腫瘍の露出や，Glisson，静脈の損傷などトラブルの原因となりうるため，原則的に個別に処理する。
  (2) 外側区域 Glisson の分岐形態は症例により異なっており，さらに切離ラインに umbilical fissure vein の分枝が存在する。術前シミュレーション画像を参考にしながら，慎重に切離ラインを選択し，Pringle 法下に肝離断を進める（▶◀ ④）。

(動画時間 02：40)

3. アセスメント

Q 外側区域 Glisson の確認方法は？

▶術前シミュレーション画像を参考に肝実質切離を進めていく。umbilical fissure 背側の漿膜を切離すると外側区域 Glisson 背面にすぐ到達できるため，頭背側両面から確認して切離を進める。

▶外側区域 Glisson は末梢に向かうにつれて枝分かれしていくため，腫瘍近傍での Glisson 処理は慎重に行う。一番手前の G3 Glisson が umbilical portion から枝分かれする部位を十分に確認し，外側区域 Glisson の根部を確認して肝実質切離を進めていく。

▶それぞれの Glisson を処理した後，阻血領域を観察していくことで，外側区域 Glisson を過不足なく処理できたかを確認することができる。

Q 外側区域 Glisson の処理方法は？

▶Glisson 処理の方法は結紮，メタルクリップ，Hem-o-lok クリップ，自動縫合器などさまざまであり，各施設で慣れた方法で行うが，筆者らの施設では原則的に Hem-o-lok クリップによる二重クリップで処理している。

▶太めの Glisson を自動縫合器にて切離する場合には，周囲肝実質を十分に切離してスペースを作っておく必要がある。二列の自動縫合器は，先端の形状により，誘導，切離が容易であるが，断端からの出血や胆汁漏を認めないか等，より十分な観察を要する。

Step ❹
Focus 5 自動縫合器による左肝静脈処理

1. 手技のスタートとゴール
- 左肝静脈を安全に処理する（図7）。

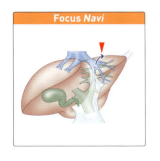

図7 自動縫合器による肝静脈処理
a：自動縫合器の挿入
b：左肝静脈切離

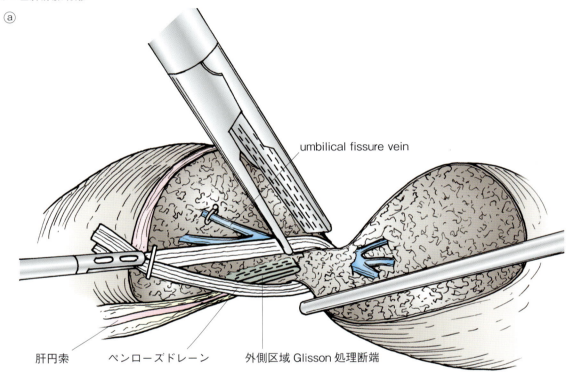

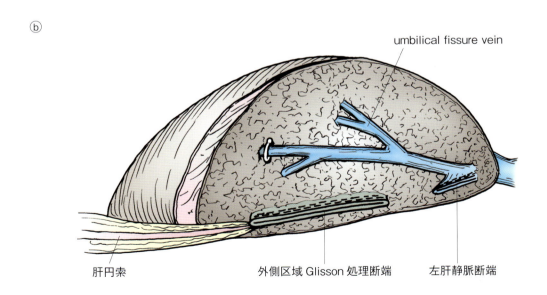

2. 手技の習得

- ● **手技の概要**
  適切な自動縫合器を用いて安全に左肝静脈処理を行う。
- ● **手技習得のポイント**
  (1) 外側区域 Glisson を処理した後，肝実質切離面の止血を十分に確認し，左肝静脈の処理を行う。自動縫合器にて左肝静脈を切離する手技は簡便で，短時間で施行可能な方法であるが，この手術で最も大きなリスクを包含した手技であり，より慎重な操作が求められる。
  (2) 背側のペンローズドレーンを牽引し，残りの左肝静脈を含めた肝実質の厚みやスペースを確認し，適切なステープラー高の自動縫合器を選択する。
  (3) 左肝静脈根部近傍でのトラブルは大きなリスクを伴うため，十分なスペースを確認しながら，自動縫合器を安全に意図した場所に誘導し処理する。筆者らはこの際もペンローズドレーンで，肝静脈を含んだ残存肝実質を牽引しながら誘導している。

3. アセスメント

Q 左肝静脈をどの程度露出させるか？

▶左肝静脈を全周性に露出させ，根部付近で処理する際は，繊細な剥離操作のため，より慎重な鉗子操作や助手との連携が重要である。

▶左肝静脈は頭側では肝実質の腹側表面寄りを走行していることが多く，表層の切離も慎重に行う必要がある。

▶腫瘍が左肝静脈根部近傍に存在せず，自動縫合器で残存肝実質を含めて処理する場合，肝静脈表面を完全には露出させずに肝実質ごと処理している。

Q 左肝静脈を自動縫合器で処理する際に留意すべきことは？

▶基本的に Glisson 同様右肋弓下のトロッカーから真っ直ぐに挿入して，先端は左頭側横隔膜下のスペースに向け誘導する。ただし，向きによってはステープリングが途中までになり，追加の自動縫合器またはクリップが必要になる。

▶Pringle 法により出血制御可能な Glisson と違い，左肝静脈処理の際の自動縫合器トラブルは大きなリスクを伴う。より慎重な自動縫合器の選択と丁寧な誘導，繊細なファイヤー操作が必要である。

▶Glisson 処理時と同様，自動縫合器にクリップなどが噛み込まないようにラインを十分に確認する。万一，途中でファイヤーができなくなった場合は同部までのファイヤーに留めて，自動縫合器を抜いた後，十分に観察する。

▶umbilical fissure vein 合流部の末梢側で処理する場合，合流部の部位を確認して，合流部での損傷を起こさないよう注意しながら自動縫合器を誘導する。

Ⅳ トラブル・シューティング！

- 腹腔鏡下肝外側区域切除術中におけるトラブル・シューティングとしては，①術中出血，②術中胆汁漏がある。

1. 術中出血

Q 術中出血の好発部位はどこか？

▶ Pringle 可能な症例における術中出血好発部位は，左肝静脈とその分枝である。

▶ 特に，umbilical fissure vein 左壁露出時の損傷に注意が必要である。左肝静脈合流部近傍での出血は止血に難渋するため，より繊細な鉗子操作が求められる。

▶ 再肝切除症例による癒着などで，左肝静脈の根部周囲の剝離を必要とする場合に，誤認等で同部の損傷をきたす恐れがあり，腹側・背側からの十分な確認を行う。

▶ また，腫瘍が左肝静脈根部近傍を圧排しているような症例では，同部から腹腔鏡下での止血困難な出血をきたす恐れがあり，慎重な適応決定および出血時の対策をしっかりと講じて手術に臨む必要がある（図8，▶◀ 5 ）。

(動画時間 01：08)

Q 術中出血の原因は？

▶ 静脈の壁は薄く，特に静脈合流部は緊張がかかるだけで損傷をきたす場合がある。

▶ 腹腔鏡下肝切除術中に中心静脈圧の高い症例では，末梢の静脈からの出血においても止血に難渋することがある。特に心肺機能や腎機能の不良な症例では，しばしば静脈圧を低くすることができないため，慎重な手術適応の判断が求められる。

Q 術中出血の予防法は？

▶ 腹腔鏡下肝切除術中は頭高位とし，麻酔医と協調し，特に深部の太い肝静脈近傍の肝実質切離の際には，中心静脈圧や気道内圧を調整し，適切な中心静脈圧のもとで肝実質切離を行っている。

図8 術中出血
腫瘍が左肝静脈根部を圧排している症例に対する腹腔鏡下肝外側区域切除中，腫瘍に圧排されていた左肝静脈分枝からの出血がみられ，用手腹腔鏡補助下手術に移行した。

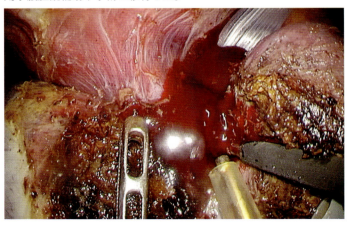

▶肝実質切離時に助手と協調しながら，適切なテンションでの術野展開を行うことも，肝静脈の損傷の予防に有用である。

Q 術中出血時の対応は？

▶肝静脈からの出血への対応は定型化しておくことが重要である。
▶軽微な出血は，水滴滴下式のソフト凝固（イオ電極）でほとんど止血可能であるが，過度の使用により肝静脈壁が脆弱化し，出血部位がより広がるリスクがあるため，注意が必要である。
▶肝静脈損傷をきたした場合，無理せずサージセル®等により圧迫止血を行いながら，その末梢側の静脈をしっかりと確保した後，処理することで，安全に止血することができる。
▶より中枢での肝静脈損傷は，部位を確認して縫合閉鎖する。筆者らは腹腔鏡下肝切除術の際は，手術室に LAPRA-TY®を準備しており，迅速に対応できるようにしている。
▶縫合閉鎖困難な静脈性の出血に対しては，タコシール®により止血可能な場合もあるが，手術の進行状況を考えて，速やかに用手腹腔鏡補助下手術や開腹移行する判断も重要である。ただし，気腹圧がなくなることで，静脈出血が助長されることは念頭におく必要があり，しっかりとした準備のもとで行う必要がある。

2. 術中胆汁漏（図9）

Q 術中胆汁漏の好発部位はどこか？

▶腹腔鏡下肝外側区域切除術においては，肝実質切離方向が直線的で Glisson 処理も切離面に直角方向に行うことが多いので，胆汁漏を発症するリスクは少ない。実際，筆者の施設での50例以上の経験でも術後胆汁漏をきたした症例はないが，術中の Glisson 処理の際に胆汁漏を認めた経過はある（■◀ 6）。
▶また，左 Glisson 腹側で方形葉と左外側区域をつなぐいわゆる "bridge" 内にも胆管が走行している症例があり，その切離の際は注意を要する。

(動画時間 01:08)

図9 術中胆汁漏
腹腔鏡下肝外側区域切除術中，Glisson 個別処理を行っていた。太い G3 Glisson 枝を二列の自動縫合器で処理したところ，断端より胆汁漏を認めたため，クリップにて閉鎖した。

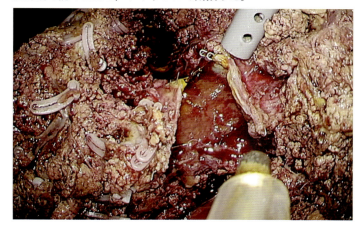

Q 術中胆汁漏の原因は？
- Glisson 処理の際の不適切な手術操作により生じる。
- Glisson 処理に用いるクリップや自動縫合器等が，処理する Glisson の厚みに比べて適切でない場合に生じることがある。

Q 術中胆汁漏の予防法は？
- Glisson を丁寧に剥離し，鞘内に入り込まないようにする。
- Glisson の厚みに応じた適切なクリップや自動縫合器を選択する。

Q 術中胆汁漏の対応は？
- 術中胆汁漏が確認された場合は，その部位を正確に同定し，クリップや LAPRA-TY® 等でしっかりと閉鎖する。
- それでも胆汁漏が持続する場合は，術中胆道造影等にて原因を明らかにする。
- また，胆道内の減圧目的に C チューブを挿入する。

◆ 参考文献
1) Wakabayashi G, Cherqui D, Geller DA, et al: Recommendations for laparoscopic liver resection: a report from the second international consensus conference held in Morioka. Ann Surg 2015; 261: 619-29.
2) 日本肝臓学会編: 肝癌診療ガイドライン2017年版, 金原出版, 2017.
3) 金沢景繁, 塚本忠司, 清水貞利, ほか: 肝の手術におけるピットフォールとリカバリーショット；開腹および腹腔鏡下系統的肝切除術. 消化器外科2013; 36: 1727-40.
4) 金沢景繁, 塚本忠司: 手術記録の書き方　腹腔鏡下肝外側区域切除術. 消化器外科 2014; 37: 788-93.

Column

「腹腔鏡下肝外側区域切除術を安全に完遂するための経験値」

　腹腔鏡下肝外側区域切除術は定型的な術式であり，比較的大きな腫瘍に対しても腹腔鏡下に施行できる症例も少なくはない。しかしながら，十分な経験値を要する症例も存在する。例えば肝硬変併存肝細胞癌で，umbilical portion に接している症例や左肝静脈根部を圧排している症例などである。左肝切除術であれば施行しやすいが，肝機能温存の面からできれば肝外側区域切除術で留めたい場合，腫瘍被膜沿いに剥離していき，すんなり剥離できた症例もある。一方で，術中 umbilical portion への浸潤が疑われて左肝切除術に切り替えた症例，また左肝静脈からの剥離の際，腫瘍が圧排している静脈枝の損傷により腹腔鏡下での出血コントロールが難しく，用手腹腔鏡補助下に移行した症例も経験する。筆者らの施設では，これまで30例を超える腹腔鏡下左肝切除術の経験があり，また腹腔鏡下肝外側区域切除術の際には必ず肝背側にペンローズドレーンを置いて不慮の出血に対する対処法を確立していたため，ペンローズドレーンを牽引のうえ，圧迫止血できた状態で，安全に用手腹腔鏡補助下に移行することができた。こういった経験が，安全な術式やアプローチの変更に寄与したことはいうまでもない。すなわち，比較的低難度で定型的な腹腔鏡下肝外側区域切除術においてさえも，ピットフォールを理解し，リカバリーショットを打てる経験値を有するか，その経験値のある外科医とともに手術を行うことは，安全に完遂するうえで欠かすことができないだろう。

開腹下系統的肝亜区域切除術

真木治文，赤松延久，長谷川潔　東京大学医学部肝胆膵外科，人工臓器・移植外科

> **⚠ 手術手技マスターのポイント**
> 1. 適切な授動範囲と肝静脈の確保を行う。
> 2. 術中超音波検査による解剖学的目印の把握，超音波ガイドでの門脈枝穿刺と染色を行う。
> 3. 出血の少ない安全で正確な肝実質離断を心掛ける。

I 手術を始める前に

1. 手術の適応（臨床判断）

(1) 適応となる場合
- 肝予備能が保たれていれば，肝細胞癌は原則的に手術の適応となる。肝細胞癌は経門脈的に血行転移するため，門脈域に応じた担癌領域を切除することが望ましい。
- 大腸癌肝転移においてもGlisson浸潤を認める場合には，阻血域を残さないために，系統的切除を選択する。

(2) 適応としない場合
- 肝予備能が著しく不良な場合には部分切除や核出術を選択する。
- また，再肝切除の場合など亜区域の同定が困難な場合は，系統的切除にこだわらないほうがよい場合もある。

2. 体位と機器（図1）

- 仰臥位，両手出しで行う。ケント鉤は右肩の頭側に1本，症例によっては左肩の頭側よりも尾側（腋下）にもう1本立てたほうが視野が確保できる場合もある。ケント鉤の高さは高くしすぎず，患者の胸から10cmほどの高さに留めておくと牽引した際の視野が良い。肝表面より穿刺染色する場合には必須ではないが，肝門部での剥離操作を行う場合には，右肩の尾側（腋下）にオクトパス開創器を立てる。また，開胸操作に備えて，右背部の消毒を行い清潔野を確保して，患者の身体を手術台の右側へ寄せておく（図1a）。助手の経験値にもよるが，手が足りないことが予想される場合は，トンプソン鉤を用意すれば全方向に牽引することができる（図1b）。
- 肝離断の方法は各施設の慣れた方法でかまわないが，筆者らはペアンクラッシュ法（圧挫法）を基本と考えている。離断中の脈管処理に関しては双極性ベッセルシーリングシステム（LigaSure™）や超音波凝固切開装置（HARMONIC®）など，エネルギーデバイスを適切に使用することでスムーズな離断が可能となる。Pringle法に用いるフォガティー鉗子も準備する。出血に備えて，縫合針やサテンスキー型・ドュベーキー型血管鉗子も複数種類用意しておく。

図1 体位と機器

a：ケント鉤とオクトパス鉤による展開
b：トンプソン鉤による展開

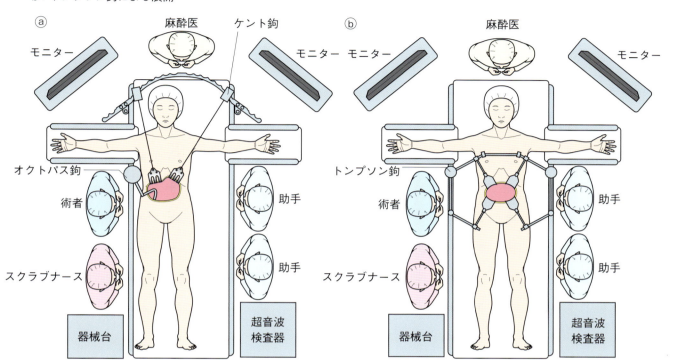

3. 腹壁創（図2）

- 剣状突起上から臍上3cmまでの上腹部正中切開に加えて，第9肋間へ向かうJ字切開（図2①）もしくは逆L字切開（図2③）を基本とする．再肝切除が少なくないことを考えると，どの肝切除にも対応可能な皮切が好ましい．開胸する場合は肋間へ皮切を延長する（図2②）．また，左側の視野が必要な場合は左へ皮切を延長して逆T字切開とする（図2④）．下腹部同時手術の場合は上腹部正中切開を延長する（図2⑤）など，さまざまな状況に対応可能である．いったん開創器をかけた後に，剣状突起を胸骨付着部分で切除して，皮膚を頭側に2〜3cm切り上げるとさらに開創することができ，視野が良好となる．
- 左肝の切除の場合は，上〜中腹部正中切開でも十分な視野が確保できる場合がある（図2⑥）．
- S6やS7に位置する腫瘍に対しては，左半側臥位をとり，第8肋間における斜切開で開胸・開腹を行う方法もある（図2⑦）．

図2 腹壁創
①第9肋間へ向かうJ字切開
②第9肋間での開胸追加
③第10肋間へ向かう逆L字切開
④逆T字切開
⑤正中切開の延長
⑥上〜中腹部正中切開
⑦左半側臥位，第8肋間での開胸開腹

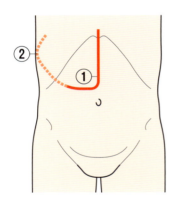
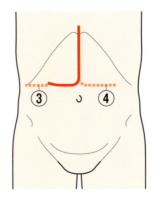
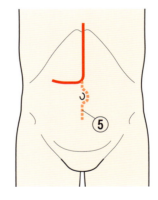
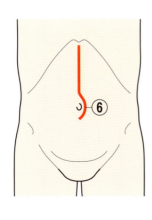
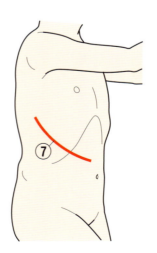

4. 周術期のポイント

(1) 術前
- 通常のスクリーニング検査に加えて，インドシアニングリーン (ICG) 検査による肝予備能の評価を行う。
- 肝硬変など肝予備能が不良な症例では，利尿剤を使用し腹水をコントロールしておく。
- 造影剤使用を含めた腹部超音波検査を行い，腫瘍と脈管との位置関係を把握しておく。
- 術前CT検査より Volumetry を行い，予定残肝容量を計算しておく。
- 3D画像作成ソフトウェアを用いたシミュレーションを行う (図3a)。
- 手描きのシェーマは解剖の理解を助ける (図3b)。
- 術式は肝予備能を参考に，複数の術式を検討しておく。
- 術前予想よりも肝硬変が進行している場合，腫瘍が大きくなっている場合，脈管浸潤を生じている場合，新規病変が同定される場合，などの可能性がある。
- 最小限から最大限の手術まで想定しておくことが大事である。

(2) 術後
- 術後出血の有無を確認する。
- 創感染の有無を確認する。
- 胆汁漏を生じた場合はドレナージのみで自然治癒するのを待つか，内視鏡的逆行性胆道ドレナージによる胆道内の減圧を試み，それでも改善しない場合は再手術を検討する。
- 呼吸苦の症状や酸素化不良があった場合には，胸水の穿刺・排液を考慮する。超音波検査による貯留液の有無を確認する。
- 発熱を認めた場合には，熱源精査の目的にて造影CT検査を施行する。

図3 術前シミュレーション

a：3D画像
門脈分枝の灌流域を色分けして図示した。S8背側領域に相当する黄色とライトグリーンの領域を切除すれば，腫瘍の遺残はない見込みである。赤紫色はS8腹側領域，黄土色はS5領域を示している。

b：手描きシェーマ
肝静脈（水色）と門脈（青色）を描き示した。S8背側領域に腫瘍（赤色）を認める。肝嚢胞など良性腫瘍は水色の丸で示した。

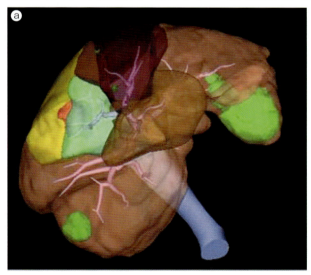
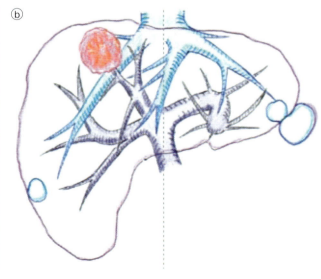

手術を始めよう──手術手技のインデックス！

1. 手術手順の注意点
- 標準的な手術手技を以下に示す。
- 肝内門脈枝の分岐バリエーションは多岐にわたる．腫瘍の位置に応じて，適切な門脈枝を選択して染色することが有用である．亜区域によっては区域枝が1本とは限らないため，ときには複数の枝を穿刺したり，残肝側を穿刺・染色するカウンター染色を行うなど，臨機応変に対応することが重要である．
- 肝葉切除と異なり，肝離断面が平面ではなく立体的な形状となることが多い．染色法により亜区域境界を同定した後でも，肝離断中に適宜術中超音波検査を用いて，オリエンテーションを見失わないことが肝要である．

2. 実際の手術手順

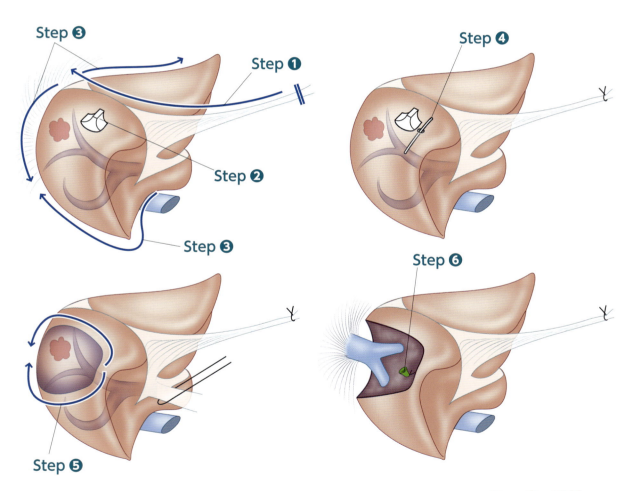

Step ❼　閉創

[Focus は本項にて習得したい手技（後述）]

Step ❶ (p.94)	開腹，視野展開 *
Step ❷ (p.95)	視触診および術中超音波検査による腫瘍の確認（図 A） Focus 1
Step ❸ (p.97)	切除亜区域に応じた適切な肝授動（図 B）
Step ❹ (p.100)	超音波ガイド下での標的門脈枝の穿刺，染色マーキング（図 C） Focus 3
Step ❺ (p.102)	Pringle 阻血下での肝実質離断（図 D） Focus 4
(p.105)	（ⅰ）S2 亜区域切除術の場合
(p.106)	（ⅱ）S3 亜区域切除術の場合
(p.107)	（ⅲ）S4 亜区域切除術の場合
(p.108)	（ⅳ）S5 亜区域切除術の場合
(p.109)	（ⅴ）S6 亜区域切除術の場合
(p.110)	（ⅵ）S7 亜区域切除術の場合
(p.111)	（ⅶ）S8 亜区域切除術の場合
Step ❻ (p.112)	止血確認（場合によってはドレーン留置）*
Step ❼ (p.112)	閉創 *

＊ここでは簡単に手技のコツ（ Knack ）を示します。

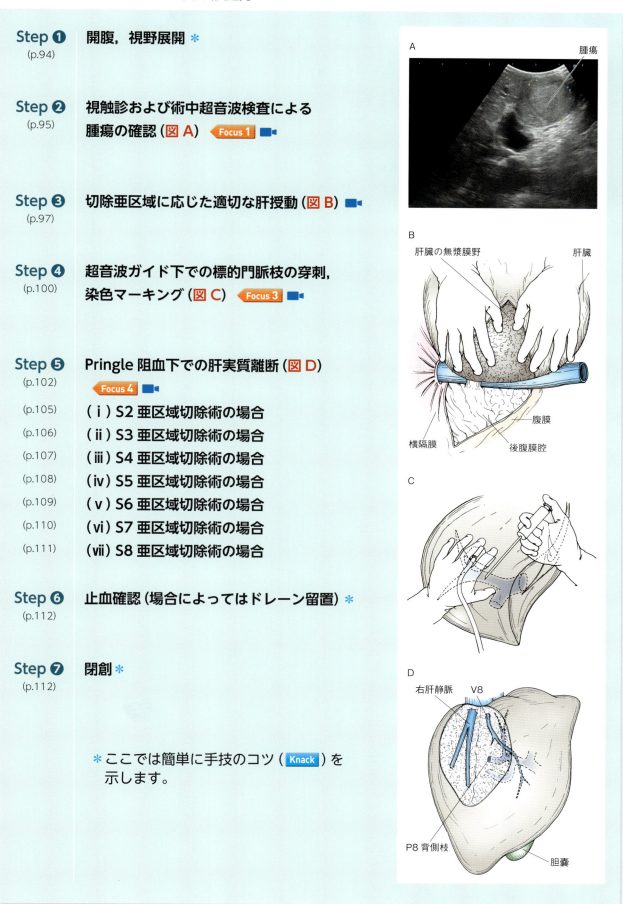

III 手技をマスターしよう！

Step ❶
Knack 開腹，視野展開

- まず上腹部正中切開で開腹し，横切開を加える．この際，皮膚が牽引される影響で閉創の際に皮膚を合わせにくくなるため，3～4カ所目印をつけておくとよい．また，横切開部の皮下脂肪を垂直に切離するのは意外と難しく，切離線が尾側に向かって斜めになりやすいため，適切なカウンタートラクションをかけることが大切である．
- 腹直筋や腹斜筋は電気メスで切ってもよいが，血管が断裂すると止血しにくいため，よく凝固しながら切離する．エネルギーデバイスを使用してもよい．
- 肝円索を臍付着近くで結紮・切離して，肝臓に長くつけておく．肝鎌状間膜を頭側に切り上げておき，後の肝横隔間膜の切開に備える．牽引鉤は垂直方向に引き過ぎると視野が良くないため（横隔膜下を覗き込む形となり，かえって視野が深くなる），体表面から10cmほどの高さから牽引する．筆者らの施設では，鉤をかける際には，創縁保護用タオルを用いている．安全な操作のためには，肝静脈の下大静脈への流入部を真下に見下ろすことができ，授動した切除予定肝の背側に左手を十分入れることができる視野が理想的である．
- 開胸しない場合でも肋骨弓より3～4cm余分に皮切を伸ばすことで，肋骨弓をさらに牽引・挙上することができる．また，牽引する力を左右で調整したり，手術台の回転を利用することで視野が良くなることもあるため，臨機応変に対応する．

Step ❷

Focus 1 視触診および術中超音波検査による腫瘍の確認(図4)

1. 手技のスタートとゴール

- 腫瘍の個数，存在部位を決定する。
- 術中超音波検査においては，
  ・腫瘍の場所，大きさ，性状を確認する。
  ・新規病変がないかをスクリーニングする。
  ・造影剤を用いて血流の評価を行う。
  ・Kupffer相において，再度新規病変がないかをスクリーニングする。
  ・亜区域切除においては染色する門脈枝を同定，描出し，穿刺角度を想定しておく。

図4 術中超音波検査
a：腫瘍径を測定する。
b：造影剤を用いずに，腫瘍の形状を確認する。モザイクパターンを示し，肝細胞癌に矛盾しない。
c：造影超音波検査で，腫瘍は早期濃染を認めた。
d：Kupffer相で，腫瘍は周囲肝実質よりも低エコー域として描出されている。

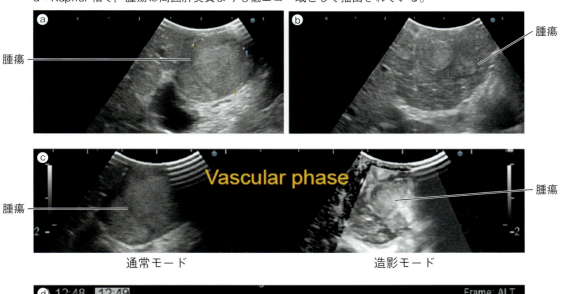

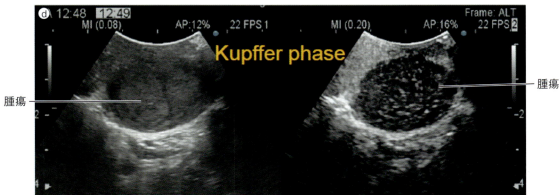

2. 手技の習得

● 手技の概要
開腹後，まずは肝臓および腫瘍の視触診を行う。術中超音波検査でまず全肝をスクリーニングする。腫瘍の大きさ，辺縁や内部構造を把握し，主要な脈管との位置関係を把握しておく。万一，確定診断できない腫瘤性病変を見つけた場合は，超音波検査用造影剤であるペルフルブタンマイクロバブル（ソナゾイド®）を用いて質的診断を行う。超音波機器によってはダイナミック法が可能である。また，Kupffer相で欠損像として見える腫瘤性病変で，囊胞との鑑別が不可能な腫瘤性病変は追加切除を考慮する（▶1）。

（動画時間 01：39）

● 手技習得のポイント
(1) 想定外に肝臓が硬く辺縁が鈍で，肝予備能の低下が疑われる場合は，手術計画の見直しが必要な場合がある。また，脂肪肝で肝実質が軟らかい症例では，授動の際などに肝被膜が裂けやすいので愛護的操作を心掛ける。画像検査では，特に，肝表面の数mmの腫瘍は見逃されやすいため注意する。
(2) 初回の画像検査から手術日まで日数が経っている場合には，腫瘍径が増大していたり，腫瘍栓が進展している懸念がある。術中超音波検査での最終評価が必須である。
(3) 術中超音波検査は体表超音波検査と比べて自由度が高いため，さまざまな角度で当てることに慣れておく必要がある。
(4) 造影剤を静注してからKupffer相に至るまで10分以上かかるため，授動の前に造影剤を静注しておくと時間の無駄が少ない。
(5) 造影検査は繰り返して行うことが可能である。

3. アセスメント

Q 術中超音波検査のコツは？
▶普段から体表超音波検査に慣れておくことが大事である。プローブを滑らせて観察するよりも，プローブを当てる位置は変えずに回すように観察するほうが，オリエンテーションがつきやすい。

Q 術中超音波検査のピットフォールは？
▶肝表面の腫瘍は観察しにくいため，ソナーパッド（HydroAid®）（境界面での超音波の乱反射防止）を用いると観察しやすい。造影超音波検査では，肝表面から5cm以上深い位置は音波の減弱により描出不十分となる。深部の観察を行う必要がある場合には肝臓の授動を先行して行う。

Step ❸
Focus 2 切除亜区域に応じた適切な肝授動（図5）

1. 手技のスタートとゴール
- 腫瘍を含めた切除肝が術者左手の手の内に入ることを目標とする。
- 例として，右肝授動の手順（図5a）と授動後の術野（図5b）を示す。

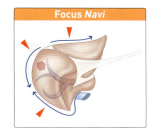

図5 授動
a：授動操作の流れ
　1．肝横隔間膜を切離するときは，肝臓を尾側に引く。
　2．尾側・背側または腹側・頭側からの授動を行う。
　3．右肝の授動操作を示す。助手に適切に肝臓を把持・牽引させる。
b：右肝の授動後

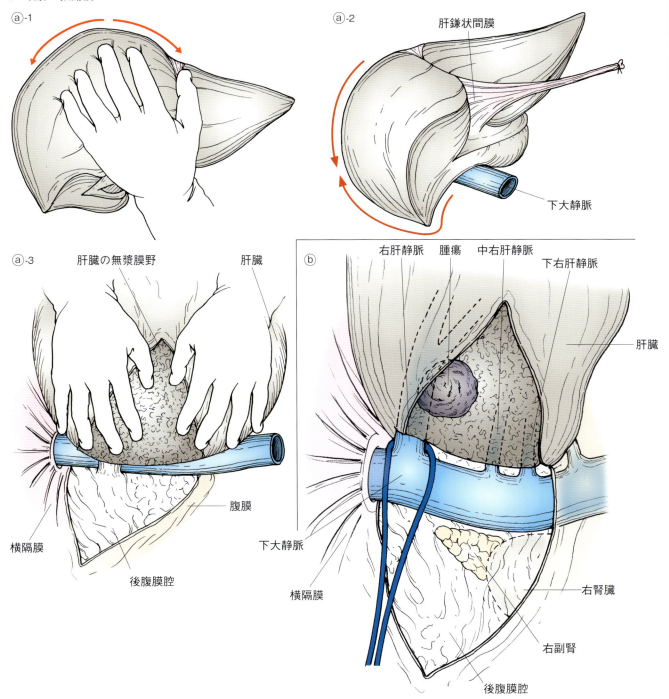

2. 手技の習得

● **手技の概要**
(1) 肝円索を臍近くで切離して肝鎌状間膜を切り上げる。肝横隔間膜を切離しつつ肝静脈流入部へ至る。肝静脈をどの程度露出するかは症例によって異なるが、肝離断面へ露出する予定の肝静脈はテーピングしておくと、静脈から出血した場合にもクランプが可能である。
(2) 左肝の授動の際には小網を肝付着部で切り上げ、手を左葉の背側に入れながら肝横隔間膜左側を切離する。左三角間膜内には胆管が走行することがあるので結紮・切離する。
(3) Spiegel葉の授動・脱転の際には、術者の左手で左葉とSpiegel葉を把持しつつ、下大静脈との癒着を剥離する。この際、短肝静脈を認めた際には結紮する。Arantius管も鉗子を通し結紮する。
(4) 右肝の授動の際には、まずは肝下面で肝結腸間膜を切離し、結腸肝彎曲部を授動して尾側に圧排しておく。その後、後腹膜を切開し後腹膜腔へ至る。この際に下大静脈周囲を剥離して位置を確認しておく。
(5) 肝横隔間膜右側を切離する際には助手に肝臓を適切に牽引してもらいつつ、術者は横隔膜を牽引する。

● **手技習得のポイント**
(1) 肝臓と横隔膜を剥離する際、適切な層に入らなければ横隔膜静脈を損傷したり、肝実質からの出血をきたす可能性がある。
(2) 肝静脈や下大静脈の損傷を防ぐためには静脈外膜まで近づく必要があり、静脈壁を露出するほうがむしろ不用意な損傷は避けられる。
(3) 尾状葉の授動は、右側から行う場合と左側から行う場合のどちらのアプローチも可能である。手術台を左右にローテーションすることで視野が良くなる。
(4) 下大静脈の右側壁周囲を剥離する際には、術者は椅子に座ると術野を視認しやすく、落ち着いて処理することができる。
(5) 肝の授動では、第一助手の牽引が重要である。過度な力で肝臓を牽引することで肝臓を割かないように注意する。4つ折りのガーゼ越しに摩擦力を利用して肝臓を把持するとよい。

3. アセスメント

Q 肝円索の取り扱いは？

▶肝円索は臍近くで結紮・切離して、肝臓側につけて長めに残しておく。術中ペアン鉗子で把持することで肝臓の牽引に利用することができる。また、肝腫瘍の特性として再肝切除となる症例が少なくないため、閉創時は正中創を閉じる際に肝円索を腹壁に吊り上げて、元通りの位置に固定する。それにより、再開腹の際に癒着剥離する際の目安となる。

Q 肝静脈流入部周囲の剥離のコツは？

▶肝静脈壁の近傍では、電気メスやメッツェンバウムをヘラのように使って、周囲の結合組織を剥離してから切離する。剥離せずに切り進むと、容易に肝静脈壁を損傷するので注意する。

Q 肝静脈流入部で出血を生じた場合は？

▶肝静脈の下大静脈流入部には3本の主要肝静脈以外にも，下横隔静脈や肝静脈の分枝などの静脈が流入していることがある．出血した際にはまず出血点を確認し，落ち着いて縫合止血すればよい．

Q 下大静脈から出血を生じた場合は？

▶短肝静脈や下右肝静脈，中右肝静脈などの損傷に起因する下大静脈からの出血に対しても，まずは出血点を確認し，視野を確保してから縫合止血する．焦って裂いて止血点を大きくすることのないように注意する．ガーゼやサージセル®を詰め，授動中の肝臓をいったん元の位置に戻すことで一時止血が得られる場合もある．周囲の剥離を進め，視野が良くなったところで再度，縫合止血を試みる．

Q 比較的太い短肝静脈や下右肝静脈，中右肝静脈を処理する際のコツは？

▶下大静脈と右肝の間に鉗子を通して血管を確保した後に，下大静脈側と肝臓側の両方に血管鉗子をかけて切離する．まずは下大静脈側から縫合閉鎖するが，その際には，血管断端の両端に連続糸をかけるようにする．それは，仮に血管鉗子が外れても，両端の糸を牽引することで出血をコントロールできるためである．

Q 右副腎を剥離する際のコツは？

▶右副腎を剥離する際には下大静脈や肝臓との静脈間交通を認めることがあるため，肝付着部を結紮すると出血しにくい．右肝静脈をテーピングするためには下大静脈靱帯を切離する必要があるが，靱帯内には小静脈を認めることがあるため適宜結紮するとよい．

Q 尾状葉傍下大静脈部，尾状突起部を授動する際のコツは？

▶尾状葉傍下大静脈部，尾状突起部を授動する際には，短肝静脈を確実に結紮もしくは，太い静脈には血管鉗子をかけて切離し縫合閉鎖する（▶◀ 2 ）。

（動画時間 03：05）

Step ❹
Focus 3 ▶ 超音波ガイド下での標的門脈枝の穿刺，染色マーキング（図6）

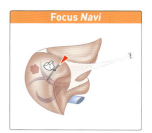

1. 手技のスタートとゴール
- 亜区域の境界を肝表面から確認できるように処理する。
- 超音波ガイド下に穿刺し，インジゴカルミン注入やICG注入を行う（図6a）。近赤外線観察および術野所見を示す（図6b，c）。

図6 染色
a：超音波ガイド下穿刺
　肝表面の穿刺点を定めた後は，術者は超音波検査画像を確認しながら穿刺する。
b：ICGによる染色（近赤外線視野）
　P8背側枝の分枝（dor1と2）を，各々染色した。
c：インジゴカルミンによる染色（術野所見）
　染色した領域を電気メスでマーキングした。ICG蛍光法による観察が有用であった症例である。

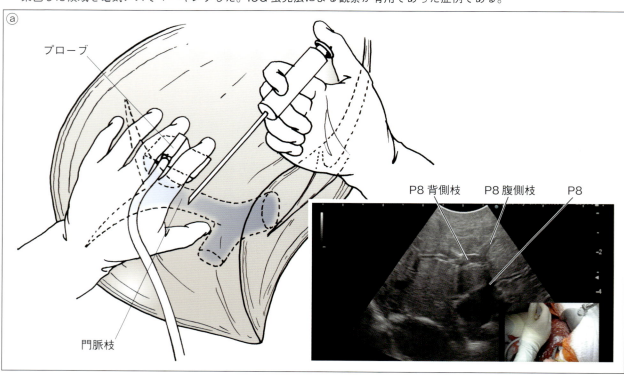

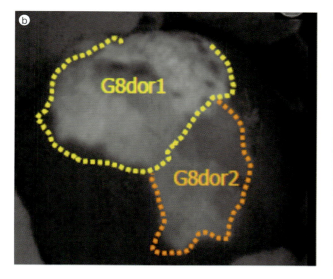

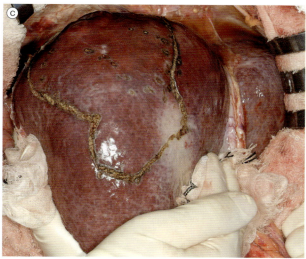

2. 手技の習得

● **手技の概要**

腫瘍に向かう門脈枝を同定する。穿刺に備えてなるべく枝が長軸方向に「長く」描出され，かつ腫瘍が確認できる角度にプローブを置く。超音波ガイド下に穿刺し，インジゴカルミン約 5 mL を門脈内に注入する。肝表面に描出された demarcation line に沿って，電気メスでマーキングをする。最終的には肝離断しやすいように滑らかに線をつなぐ（▶ 3）。

（動画時間 02：18）

● **手技習得のポイント**

(1) 穿刺がしやすい角度を同定するまでは超音波検査での観察を妥協しない。

(2) 切除予定の区域に隣接する区域を染色するカウンター染色を用いることも有用である。また，授動の際に下右肝静脈を切離した場合には，P6 が逆流してしまうこともある。穿刺の前にドプラーで血流の向きを確認しておく必要がある。

(3) 穿刺には 22G カテラン針を用いる。1 人で注入することに慣れていない場合は，延長チューブを接続して助手に染色液を注入してもらう方法もある。

3. アセスメント

Q 穿刺を安定させるコツは？

▶ 授動した肝臓の背側に手術用ガーゼ（オペーゼ）を複数枚敷くことで，穿刺がしやすくなる場合がある。また，穿刺する際には麻酔医に呼吸を止めてもらうと安定する。

Q demarcation line がわかりにくい場合の対処法は？

▶ 肝表面の凹凸や葉間の裂隙などの視診も参考にする。

▶ 術前に 3D シミュレーション画像を作成しておくことで，術中所見と対比することができる。

▶ 蛍光カメラを使用できる環境にあるならば，インジゴカルミンにインドシアニングリーン（ICG）0.25 mg を混注することで，さらに境界は明瞭となる。特に，再肝切除など癒着剥離を行った症例においてはインジゴカルミン単剤よりも有効である。薬液が逆流したり，目的外の門脈分枝に流入するなどして，境界が不鮮明になった場合は，インジゴカルミンによる再染色を試みるか，術中超音波検査で肝静脈との位置関係を確認してから切離線を決定する。

Q インジゴカルミン注入時のコツや注意点は？

▶ 穿刺の際にブルドック鉗子などを用いて，肝門部で動脈血を遮断しておくとより区域の同定がしやすい。超音波検査画像を見ながらインジゴカルミンが逆流して他の分枝に流れていかないように，ゆっくりと注入する。注入中は超音波検査画像から目を離さないようにする。目標量を注入して穿刺針を抜去する際に少量出血することがあるが，電気メスで焼灼することにより容易に止血することができる。

Step ❺
Focus 4　Pringle 阻血下での肝実質離断 (図7)

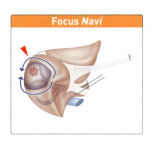

1. 手技のスタートとゴール

- 例として，図7にS8背側領域の亜区域切除術の終了時の術野を示す。温存する脈管と，脈管の切離断端が示される。
- すなわち，目印となる肝静脈が露出され，腫瘍を含めた亜区域が切除されている状態にする。

図7　肝離断

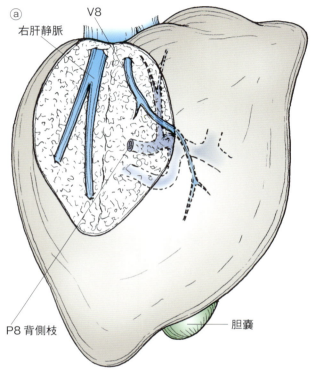

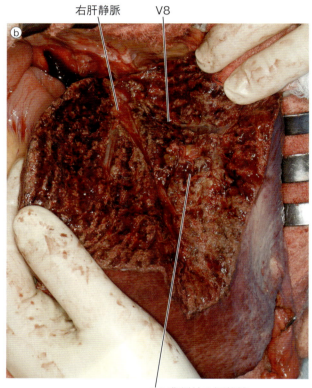

2. 手技の習得

● 手技の概要

(1) 肝離断に先立って，手術侵襲軽減のため麻酔医にヒドロコルチゾン 100mg（水溶性ハイドロコートン注射液 100mg）の静注を依頼する．小網に小孔を開け，肝十二指腸間膜を一括テーピングしておく．

(2) 離断の際には間欠的流入血遮断法，いわゆる Pringle 法を用いる．テープをガイドにして，フォガティー鉗子で肝十二指腸間膜を一括遮断する．遮断時間は初回は 10 分間，2 回目以降は 15 分間とする．合間に 5 分間の遮断解除時間を設ける．ペアンクラッシュ法（圧挫法）で肝実質を砕きながら，Glisson や静脈は適宜，結紮切離またはエネルギーデバイスを用いて切離する．離断が進行し，離断面が開けてくるまでは視野が狭いため，肝表面のマーキングから 1cm ほど離した部分で，支持糸を複数本かけておく．支持糸は切除肝側にかけ，極力残肝側へかけないようにする．

(3) 離断の進行とともに指や器具を使って離断面の視野を広く確保する．術中超音波検査で脈管と腫瘍の位置，離断ラインを随時確認しながら進める．肝静脈分枝に到達したら，分枝を露出するラインで離断を進め，主要肝静脈に至る．離断中に切除亜区域を灌流する Glisson を同定し結紮切離もしくは縫合閉鎖する．肝離断を終了後，止血を確認し，腹腔内洗浄の後に閉創する．必要に応じてドレーンを留置する（▶◀ 4）．

（動画時間 03：02）

● 手技習得のポイント

(1) 安全で正確な肝離断のためには出血コントロールが最も重要である．また，流入血は Pringle 法により遮断されるため，離断中の出血は静脈からの出血が主である．術者は左手で肝臓を挙上させ静脈圧を下げる，かつ背側より圧排することで出血を抑えることができる．

(2) 麻酔医と協働し離断中の補液量を抑える．具体的には，正常腎機能であれば尿量 0.5mL/kg/ 時ほど確保されていれば十分と考える．それでも静脈圧が高いと感じるときは，肝部下大静脈のハーフクランプを考慮する．

(3) 出血を放置すると離断面の視野が悪く，さらに脈管を損傷して出血する悪循環に陥る危険性がある．そのため，離断面の深部で出血し，止血点が確認できない場合は，まずはガーゼやサージセル®などを用いて圧迫止血を行う．特に主要肝静脈周囲や Glisson 周囲では無理に縫合止血を行うとさらに損傷を広げる可能性があるため，周りの実質を広く離断して視野を確保するまで我慢することも重要である．

(4) 助手の吸引嘴管の使い方も重要である．決して離断面をつついて，脈管を損傷することがないように気を付ける．離断面に触れるか触れないか程度の距離で吸引してドライな視野を保つ．また離断中，助手は離断面の視野が広がるように適宜牽引するが，牽引しすぎて脈管損傷を生じないように注意する．

(5) 肝硬変症例の場合は，実質が硬く離断面が開きにくいため，より慎重な手術操作が求められる．

(6) 亜区域の Glisson 根部周囲では小分枝が分岐していることが多いため，丁寧な離断を心掛けないと損傷をきたし，胆汁漏を生じうる．

3. アセスメント

Q 肝離断中の電気メスの役割は？

▶離断中は凝固モードを100V程度に上げておく。肝被膜から肝表面5mm程度までは特に太い脈管もないため，電気メスで切離が可能である。また，離断途中の切除側は積極的に凝固止血してもかまわない。

Q 肝離断中の術者左手の役割は？

▶肝臓を持ち上げて肝内静脈圧を下げる。背側から圧排して出血をコントロールするためである。また，離断面を開いて視野を作る。加えて，離断する方向のガイドとしての役割もあり，右手のペアン鉗子を左手指へ当てるようにして進め，肝実質を破砕する。

Q 腫瘍からの安全域を確保するためには？

▶経験の少ないうちは，浅く掘る形となってしまうことが多い。肝表面に対して垂直方向に進むイメージでペアン鉗子を立てて使用する。

Q 離断面に段差がつかないようにするには？

▶切除後をイメージして浅いところから広く離断していくことを心掛ける。1カ所を深く掘ると修正しにくい。離断面が段差となった谷の部分から出血すると止血しづらいため，きれいな離断面をつくるようにする。

Q 止血時のコツや注意点は？

▶主要肝静脈には小分枝が多数流入する。逐一結紮してもよいが，小分枝なら鑷子で把持して主要肝静脈側に引っ張る形で，枝をちぎっても自然に止血が得られる。エネルギーデバイスの使用も有効である。ペアン鉗子で破砕する際には，鉗子の開きすぎに注意する。脈管がなければ実質内を抵抗なく進むため，触覚に慣れることも必要である。肝実質を砕くためには，クラッシュは1，2回行えば十分なので，不必要な脈管の損傷は避ける。残肝側の脈管を結紮した場合には，切除側はクリップを使用する方法もある。

Q S2〜S8の亜区域切除術において，授動のポイント，区域同定の方法，離断のポイントはどのようなことか？

▶それぞれの亜区域切除術について次に述べる。

（ⅰ）S2亜区域切除術

［授動のポイント］
- S1 Spiegel葉の授動は必要ないが，Arantius管を切離して左肝静脈（LHV）の下大静脈への流入部を確認する。
- 小網内を副左肝動脈が走行することがある。

［区域同定の方法］
- 肝門〜肝円索内を剥離してP2 Glisson（G2）を露出，結紮して阻血域を同定する方法（図8a）
- 肝表面よりP2を穿刺して染色する方法
- 肝表面よりP3をカウンター染色する方法，などがある

［離断のポイント］
- LHVが露出する層で離断する（図8b，c）。

図8 S2亜区域切除術
a：S2亜区域切除前の腫瘍と血管構造
b：S2亜区域切除後のイメージ図
c：S2亜区域切除後の術中写真

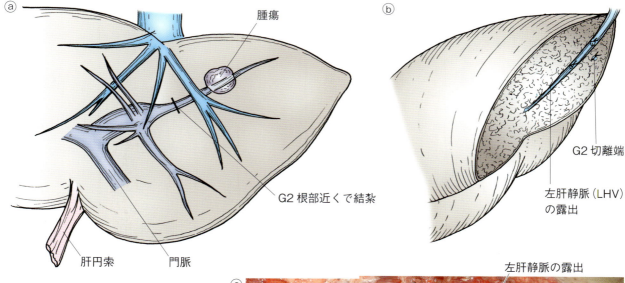

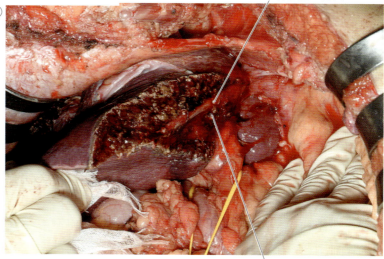

(ⅱ) S3亜区域切除術

[授動のポイント]
・S2亜区域切除と同様である。

[区域同定の方法]
・肝円索内を剥離してP3 Glissonを露出し，結紮して阻血域を同定する方法
・肝表面よりP3を穿刺して染色する方法，などがある。
・S3を灌流する門脈枝は複数本あることが多いので，腫瘍の位置や大きさによっては，S3の一部を系統的に切除することも考慮する。

[離断のポイント]
・S3全切除でなければ，LHVを露出させる必要はない（図9a～c）。
・umbilical fissure veinを温存する場合もある。

図9 S3亜区域切除術
a：S3亜区域切除前の腫瘍と血管構造
b：S3亜区域切除後のイメージ図
c：S3亜区域切除後の術中写真

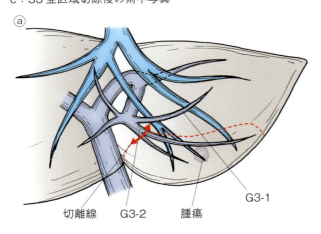
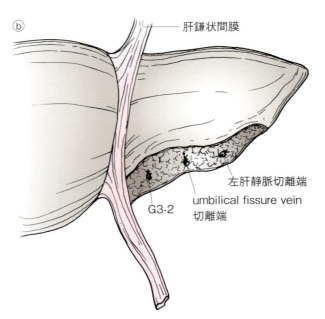
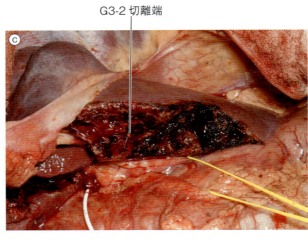

(ⅲ) S4 亜区域切除術

[授動のポイント]
- S4 全切除する場合は，中肝静脈の下大静脈への流入部を剝離・同定しておく必要がある。
- 胆摘を行う。

[区域同定の方法]
- 肝円索内を剝離して P4 Glisson を露出し，結紮して阻血域を同定する方法
- 肝表面より P4 を穿刺し染色する方法（図 10a，b）
- S4 を灌流する門脈枝は主に 2 本（superior 枝と inferior 枝）である。腫瘍の位置や大きさによっては，S4 の一部を系統的に切除することも考慮する。

[離断のポイント]
- 左側の離断ラインは肝鎌状間膜付着部に沿う（図 10c，d）。
- 右側の離断ラインは Rex-Cantlie 線に沿い，中肝静脈が露出する層で行う。

図10 S4 亜区域切除術（S4 inferior の系統的切除）
a：S4 亜区域切除前，インジゴカルミン注入後のイメージ図
b：S4 亜区域切除前，インジゴカルミン注入後の写真
c：S4 亜区域切除後のイメージ図
d：S4 亜区域切除後の術中写真

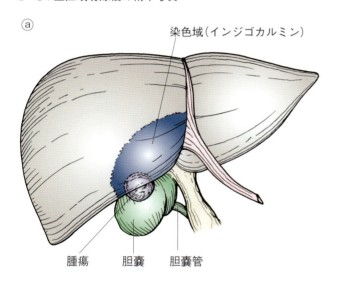
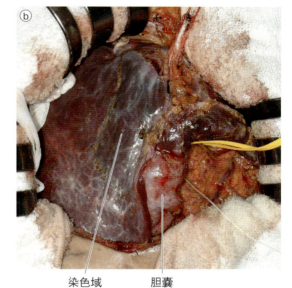
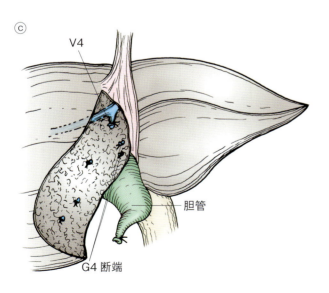
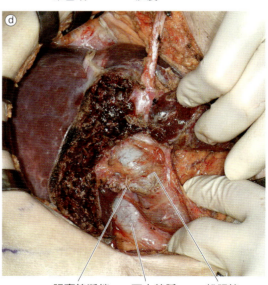

(iv) S5 亜区域切除術

［授動のポイント］
・左手を背側に入れられる程度の右肝授動でよい。右副腎を剥離する必要がないこともある。
・胆摘を行う。

［区域同定の方法］
・P5は肝内で分岐するため，基本的には肝表面よりP5を穿刺して染色する（図11a～c）。

［離断のポイント］
・左側の離断ラインはRex-Cantlie線に沿い，中肝静脈が一部露出する層で行う（図11d～f）。

図11 S5亜区域切除術

a：S5亜区域切除前の腫瘍と血管構造
b：術前3D画像シミュレーション
c：ICG蛍光法での観察
d：S5亜区域切除前，インジゴカルミンによる染色
e：S5亜区域切除後のイメージ図
f：S5亜区域切除後の術中写真

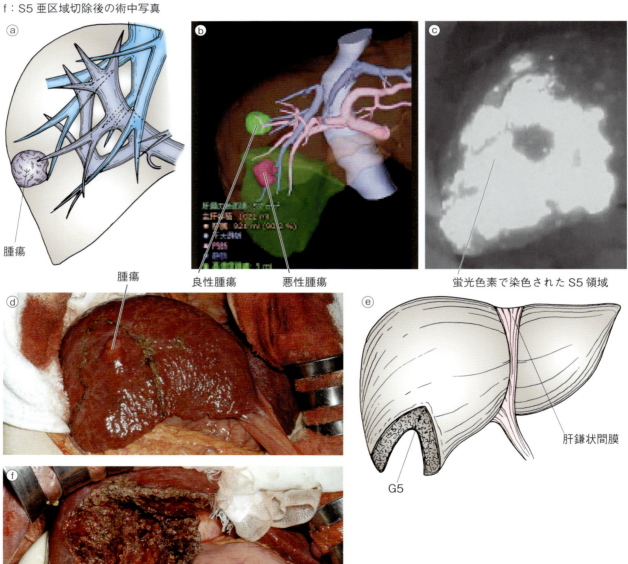

(ⅴ) S6亜区域切除術

［授動のポイント］
・S5同様，左手を背側に入れられる程度の右肝授動でよい。
・下右肝静脈の存在に留意する。

［区域同定の方法］
・肝表面よりP6を穿刺して染色する（図12a，b）。
・P5やP7のカウンター染色でもよい。

［離断のポイント］
・左手で肝臓を挙上して出血をコントロールする。

図12 S6亜区域切除術
a：S6亜区域切除前の腫瘍と血管構造
b：ICG蛍光法によるカウンター染色で，S6領域を同定した
c：S6亜区域切除後の術中写真

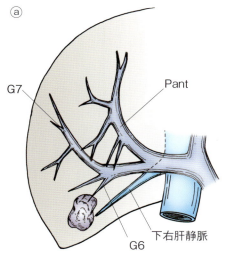
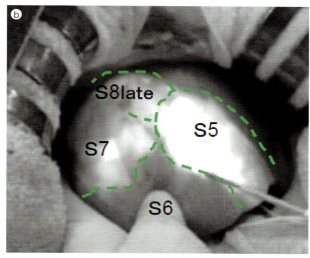
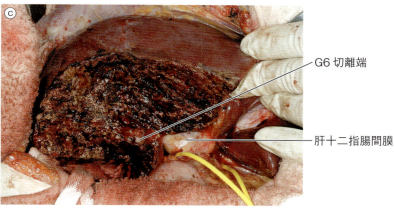

(vi) S7 亜区域切除術

［授動のポイント］
・右副腎を剥離し，右肝を授動する。
・右肝静脈をテーピングする（図 13a，b）。

［区域同定の方法］
・P7 は肝内で分岐するため，肝表面より P7 を穿刺して染色する（図 13c）。
・P7 から複数の分枝が出ているので，腫瘍の位置や大きさによっては，S7 の一部を系統的に切除することも考える。

［離断のポイント］
・右肝静脈が一部露出する層で行う（図 13d）。

図13 S7 亜区域切除術
a：右肝授動後のイメージ図
b：右肝授動後の術中写真
c：ICG 蛍光法による S7 領域の描出
d：S7 亜区域切除後の術中写真

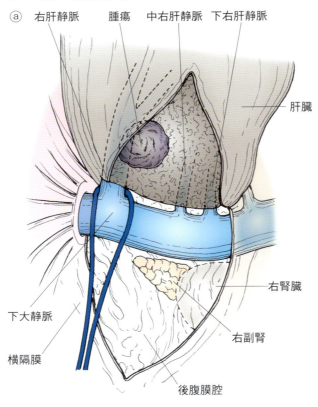
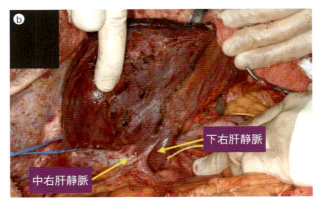
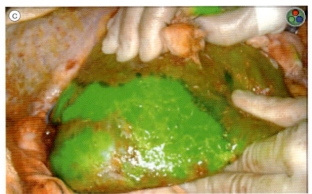
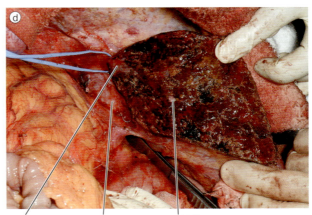

(vii) S8 亜区域切除術

［授動のポイント］
・右副腎を剥離し，右肝を授動する。
・右肝静脈をテーピングする（図14a）。
・必ずしも左肝を授動したり，左肝静脈と中肝静脈の共通幹をテーピングする必要はない。

［区域同定の方法］
・P8は肝内で分岐するため，肝表面よりP8を穿刺して染色する。
・P8から複数の分枝が出ているので，腫瘍の位置や大きさによっては，S8の一部を系統的に切除することも考慮する。

［離断のポイント］
・右肝静脈と中肝静脈が露出する層で行う（図14b，c）。

図14 S8亜区域切除術
a：右肝授動後の術中写真
b：S8亜区域切除後のイメージ図
c：S8亜区域切除後の術中写真

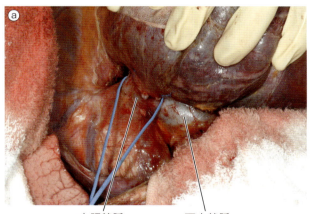
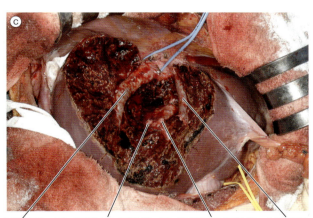
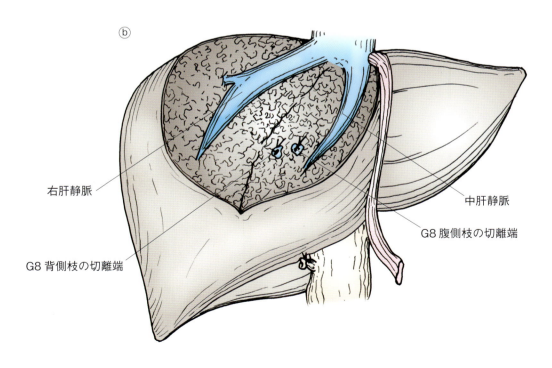

Step ❻
Knack 止血確認（場合によってはドレーン留置）

- 肝離断が終了した後，まずは離断面の圧迫止血を行う。その後，電気メスによる凝固止血や，ソフト凝固による止血を行う。3-0 や 4-0 の非吸収糸で縫合止血を行うこともあるが，離断面を縫合した際には，強く結紮してはならない。肝実質を寄せるイメージで結紮し，止血が得られれば緩くて問題ない。
- 温生食 2,000～3,000mL で腹腔内を洗浄する。離断面以外には，授動時の剥離端などからの出血を認めないかを確認しながら洗浄する。
- 離断面が肝門部から離れており，胆汁漏も認めなければ原則的にドレーンを留置する必要はない。ドレーンを留置する場合は入れ換えも考慮して，8～10mm のストレートドレーンを留置する。最短距離で真っ直ぐに留置することを心掛ける。

Step ❼
Knack 閉創

- 1 号や 2 号の太い縫合糸で腹膜筋鞘縫合を行う。特に肝硬変症例では，術後に腹水が貯留する可能性が高く，創傷治癒が遅延するため，密に縫合する。2 層に縫合してもよい。
- 横切開部，正中切開部の順に閉腹する。肝円索を正中創に固定する。
- 皮下洗浄を行う。皮膚は真皮縫合やステープラーによる縫合を行い，ドレッシング材で被覆する。

Ⅳ トラブル・シューティング！

- 開腹下系統的肝亜区域切除術におけるトラブル・シューティングとしては，①術中出血，②胆汁漏がある。

1. 術中出血

Q 術中出血の好発部位はどこか？
▶ 術中出血の好発部位は，下横隔静脈，主要な肝静脈流入部，右副腎，下大静脈，肝離断面である。

Q 術中出血の原因は？
▶ 下横隔静脈，および主要な肝静脈流入部で出血する場合は剥離層が間違っていることに起因する。
▶ 右副腎を右肝から剥離する際に，副腎へ切り込むと出血する。
▶ 下大静脈へは主要な肝静脈以外にも，短肝静脈などの細い静脈が流入しているが，これらを損傷すると出血が生じる。
▶ 肝離断面からの出血のほとんどは静脈からの出血である。

Q 術中出血の予防法は？
▶ 授動の際の出血は慎重な剥離操作で予防することができる。また，下大静脈周囲は静脈壁を露出させることにより，分枝の存在に気付きやすくなる。
▶ 肝離断中の出血の予防には，丁寧な結紮，適切なエネルギーデバイスの使用が重要である。ペアン鉗子や牽引により脈管を裂かないように愛護的操作を行う。

Q 術中出血時の対応は？
▶ まずは吸引して止血点を確認する。落ち着いて圧迫し，静脈壁に視認できる穴が開いている場合は，単縫合もしくはZ縫合による閉鎖が確実である。決して焦って静脈壁をさらに裂くことのないようにする（▶◀ 5 ）。
▶ 肝離断中は背側より肝臓を圧排して，出血コントロールを試みる。コントロールがつかない場合には，肝静脈流入部でクランプする。静脈壁の穴が見えないほどの出血であれば，ソフト凝固を用いた止血も有効である。
▶ 離断終了後は離断面をやさしくガーゼで圧迫する。出血が少量持続する場合には，フィブリン製剤を使用することも考慮する。

(動画時間 01：25)

2. 胆汁漏

Q 胆汁漏の好発部位はどこか？
▶ 胆汁漏の好発部位は，肝離断面もしくはGlisson根部である。

Q 胆汁漏の原因は？
▶ 肝離断中に細いGlissonを結紮せずに切離したり，引きちぎると生じる。
▶ Glisson根部を縫合閉鎖した場合は，針穴から胆汁が漏れることがある。
▶ 太いGlissonの周囲や肝門板には細い分枝が出ており，これらを損傷すると胆汁漏を生じる。

Q 胆汁漏の予防法は？

▶慎重な肝離断に尽きる。Glisson は細くても基本的には結紮することが好ましい。

▶肝離断の終了後，出血と同様，胆汁漏を認めないかを必ず確認する。未使用ガーゼを離断面に当て，胆汁の付着がないかを確認する。この際にガーゼが黄色いときには，妥協せずに術中に処置しておくことが肝心である。

Q 胆汁漏時の対応は？

▶5-0 プロリーン®糸などモノフィラメント非吸収糸を用いて縫合閉鎖する。

▶どうしても止まらない場合には胆嚢を摘出し，胆嚢管から胆道減圧用 C チューブを留置することを考慮する。

▶術後にドレーンより胆汁漏を認めた場合には，ドレナージを継続する。遷延する場合は内視鏡的な胆道減圧を考慮する。それでも改善しない場合や限局化されていない場合は再手術を行う。

◆ 参考文献

1) Hasegawa K, Kokudo N, Imamura H, et al: Prognostic impact of anatomic resection for hepatocellular carcinoma. Ann Surg 2005; 242: 252-259.
2) Inoue Y, Arita J, Sakamoto T, et al: Anatomical liver resections guided by 3-dimensional parenchymal staining using fusion indocyanine green fluorescence imaging. Ann Surg 2015; 262: 105-111.
3) Shindoh J, Makuuchi M, Matsuyama Y, et al: Complete removal of the tumor-bearing portal territory decreases local tumor recurrence and improves disease-specific survival of patients with hepatocellular carcinoma. J Hepatol 2016; 64: 594-600.

Column

「系統的亜区域切除術のコツ」

　系統的亜区域切除術と言えども亜区域の場所によって難易度はさまざまで，そもそも肝葉切除術などに比べて手間や時間もかかる。あえてコツを一言で表現するならば，「こだわり」だと思う。肝予備能が保たれており，区域切除術や肝葉切除術を行っても，（少なくとも短期成績は）変わらない症例に対して，あえて系統的亜区域切除術を試みる。一見外科医の自己満足にもみえるが，次に担当した患者は肝予備能がもっと悪い人かもしれない。その場合に亜区域切除という選択肢があれば切除可能かもしれない。部分切除を行った後に，想定外に阻血域が大きくなって肝機能異常が遷延したり，阻血域からの胆汁漏がいつまでも止まらなかったりしたことはないだろうか。肝静脈をきれいに露出しながら離断するには技術を要するが，系統的亜区域切除術は患者利益に貢献する術式である。肝臓外科医と胸を張るには，やはり系統的に切除することにこだわりを持ちたいと思う。

左肝切除術

片桐 聡　東京女子医科大学八千代医療センター消化器外科

> **手術手技マスターのポイント**
> 1. 肝門部の脈管走行，Spiegel 葉との境界，Arantius 管の走行，肝静脈共通管の位置と分岐などの解剖を把握する。
> 2. 肝門部操作は Glisson 一括処理法か肝門部脈管個別処理法が選択される。術前の質的診断，進展度診断を十分に行う。
> 3. 肝離断中の出血量を抑える工夫を理解し，実践する。

I　手術を始める前に

1. 手術の適応（臨床判断）

(1) 適応の判断

- 腫瘍の局在診断，進展度診断が適応の判断に重要である。肝細胞癌であれば門脈・肝静脈腫瘍栓と肝内転移の有無，転移性肝癌や肝内胆管癌では肝門部 Glisson 浸潤とリンパ節転移の有無，肝移植ドナーでは後区域胆管走行と中肝静脈の分枝形態，肝門部胆管癌では動脈・門脈浸潤の程度，胆管進展範囲などを確認し適応を判断する。
- 筆者らの施設では，肝機能評価はインドシアニングリーン 15 分停滞率（ICG R_{15}）を使った高崎式評価法を用いる（図 1）。

(2) 適応としない場合

- 腫瘍局在が大きく前区域まで及ぶ症例や，肝機能不良により左肝切除量が許容最大切除率を超える症例は適応外となる。無理をした手術は行うべきではない。

2. 手術時の体位と機器

- 通常の仰臥位で行う。肝離断開始前で逆トレンデレンブルグ体位とする（下大静脈圧の低下のため）（後出 Focus 5 参照）（図 2a）。
- 上腹部正中切開でケント牽引開創器（高砂医科工業，TKZ-F10328-1）を使用する（図 2b, c）。
- 手術台のサイドレールにクランピングを固定して支柱を建て，アーチ型バーを差し込み，その上から滅菌ドレープをかける。アーチ型バーのウイング部分，患者頭側 10 時 2 時に牽引用アダプターを取り付け，牽引鉤を巻き上げる（図 2d）。
- 有効な牽引を行うために，牽引アダプターと牽引鉤との間に十分な距離をとる。アーチ型バーを患者の顔面上の頭側位に設置する。

図1 高崎式肝切除率・残肝機能対応表

カタ対数表を用いて，Y軸上に術前のICG R 15分停滞率をプロットする（R点）。このR点とZ軸のA点を直線で結ぶ。この直線により，切除率（X軸）に対応する術後残肝機能がZ軸上に求められる。切除率はCT検査からあらかじめ計算しておく必要がある。非硬変肝では（a），硬変肝では（b）の線と交差した切除率が許容最大切除率である。

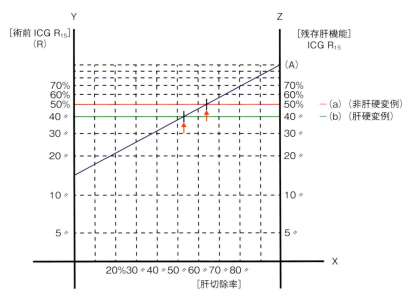

（高崎健．肝硬変併存肝癌の切除術式の選択基準 ―安全性，根治性を考慮に入れた切除範囲の調整とそれに必要な手術手工の工夫― 日消外会誌 1986；19：1881-9．より引用改変）

図2 体位とセッティング

a：逆トレンデレンブルグ体位
肝離断開始前に約10°の頭位挙上体位をとる。

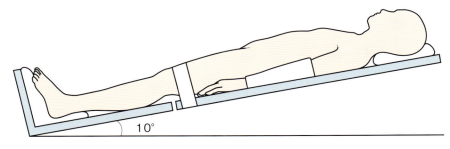

b：上腹部正中切開
左肝切除術では臍までの上腹部正中切開で十分である。

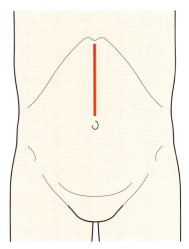

c：ケント牽引開創器による高位牽引
高位牽引により腹腔内に作業スペースを作る。

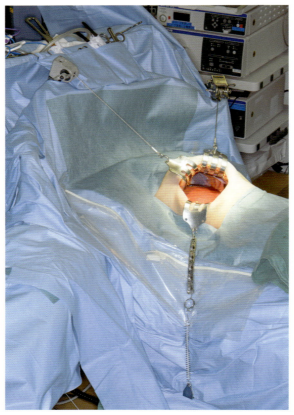

（片桐 聡ほか：肝後区域切除術．消化器外科臨時増刊号 2017；40：727 より引用）

d：患者体位とスタッフの配置

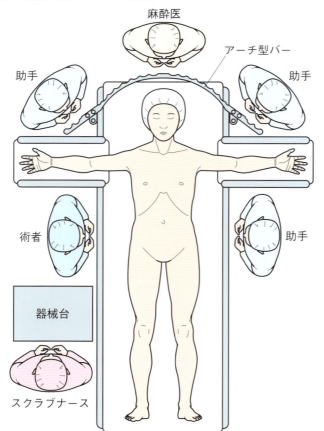

e：開創後
開創は中山式開創器あるいはバルファー型開創器を併用する。

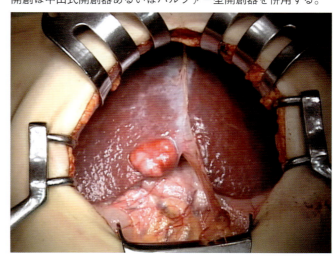

- 胸骨からアーチ型バーのウイング部分までの高さを拳二個分は確保する．高位牽引により，腹壁と肝臓の間に作業スペースが生まれ，小切開創でも肝脱転が可能となる（図 2c）．
- 上腹部正中切開の開創は中山式あるいはバルファー型開創器を併用する（図 2e）．

3. 腹壁創
- 剣状突起から臍までの上腹部正中切開を用いる（図 2b）．

4. 周術期のポイント
(1) 術前
- 腫瘍の質的診断，局在診断，進展度診断を十分に行う．肝機能評価は必須である．飲酒歴（アルコール性肝障害では肝機能評価に反映されないことがある），糖尿病の有無，BMI 値なども重要となる．
- 全身検索として特に循環器疾患の有無を把握する．出血コントロール目的に下大静脈（IVC）クランプを行った際の血圧変動が循環器に及ぼす影響を考慮する必要があるためである．

(2) 術後
- 出血，感染，脱水のチェックと予防対策が重要である．出血は 24 時間以内がほとんどである[2]．ドレーン性状に注意するが，大量の腹腔内出血時の標的器官は腎臓である．尿量の急激な減少時は，血算測定，腹部超音波検査を行う．肝硬変合併症例ほど早期開腹止血を行う必要がある．

II 手術を始めよう—手術手技のインデックス！

1. 手術手順の注意点
- 標準的な手術手順を以下に示す。
- 基本的に最初に肝門部の脈管処理を行い，その後に肝脱転操作に入る。（）
- 肝門部操作は，Glisson 一括処理法か肝門部脈管個別処理法かのいずれかの方法を選択する。
- 肝門部脈管個別処理は3タイプに分かれており，疾患に対応した手技を行う（p.129, 2.手技の習得，●手技習得のポイント，（2）脈管個別処理法 を参照）。
- 肝離断前の左肝静脈のテーピング・切離は難易度が高く，この手技にこだわる必要はない。

2. 実際の手術手技

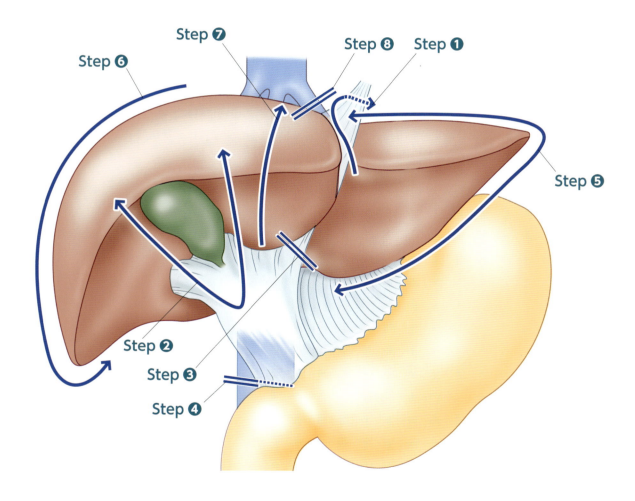

[Focus は本項にて習得したい手技（後述）]
- 本項では Glisson 一括処理法の左肝切除術を中心に述べる。

Step ❶ (p.122) 　肝円索の切離・把持と肝鎌状間膜, 肝静脈根部前面の剥離　Focus 1

Step ❷ (p.123) 　胆嚢摘出（必須ではない）＊

Step ❸ (p.124) 　左側肝門部の脈管処理　Focus 2
　・Glisson 一括処理法（図 A）
　・脈管個別処理法

Step ❹ (p.131) 　IVC テーピングとテストクランプ　Focus 3

Step ❺ (p.133) 　左肝の脱転操作（図 B）・Arantius 管の切離（図 C）　Focus 4

Step ❻ (p.134) 　右肝の脱転操作（必須ではない）＊

Step ❼ (p.135) 　肝離断　Focus 5

Step ❽ (p.137) 　左肝静脈切離（図 D）　Focus 6

＊ここでは簡単に手技のコツ（Knack）を示します。

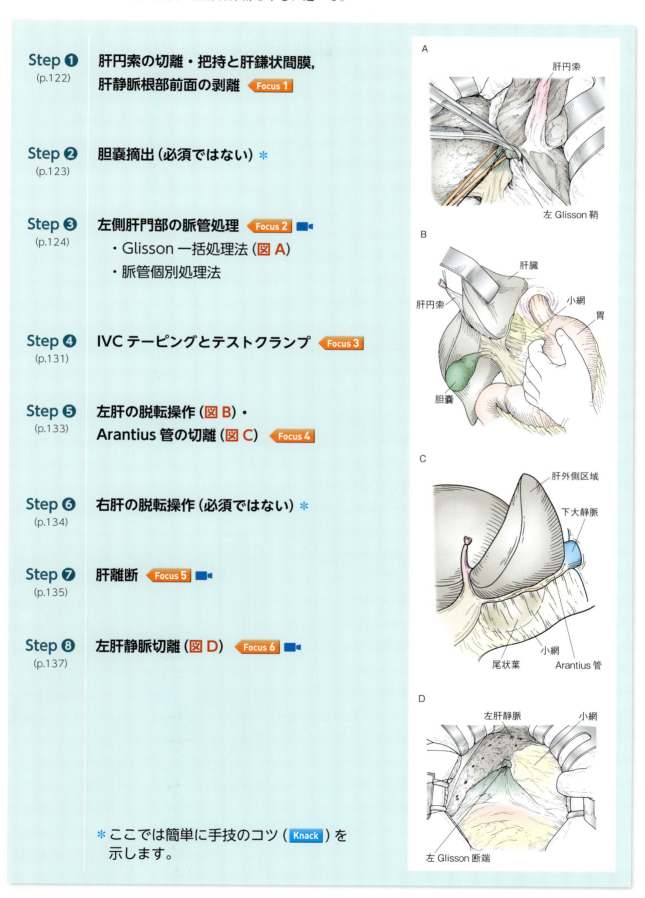

A　肝円索／左 Glisson 鞘
B　肝臓／肝円索／小網／胃／胆嚢
C　肝外側区域／下大静脈／小網／Arantius 管／尾状葉
D　左肝静脈／小網／左 Glisson 断端

左肝切除術

III 手技をマスターしよう！

Step ❶
Focus 1　肝円索の切離・把持と肝鎌状間膜，肝静脈根部前面の剥離

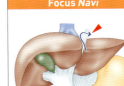
Focus Navi

1. 手技のスタートとゴール
- 肝円索の切離・把持と肝鎌状間膜，肝静脈根部前面の剥離を行う（**図3**）。

図3 肝円索の切離・把持および肝静脈根部の視野展開
a：肝円索の切離・把持
b：肝鎌状間膜，肝静脈根部前面の剥離。いわゆる"アワアワの層"に入る。

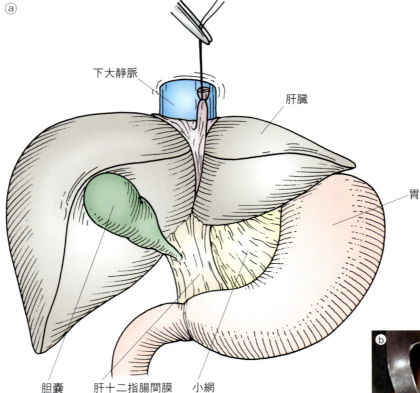

下大静脈／肝臓／胆嚢／肝十二指腸間膜／小網／胃

（片桐　聡ほか：肝左葉切除術，特集　手術助手に求められるもの．消化器外科 2009; 32: 1329. より引用改変）

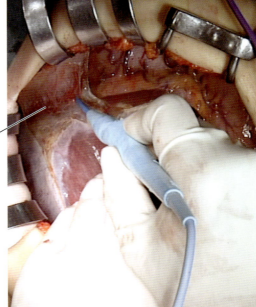

肝鎌状間膜

2. 手技の習得

- **手技の概要**
  肝門部および肝静脈根部の視野展開が目的である．確実に行っておくと，後の流入・流出脈管処理が容易となる．
- **手技習得のポイント**
  (1) 肝円索を結紮切離し，結紮糸にペアン鉗子をかける．ペアン鉗子を牽引することで肝門部に適度な緊張がかかり，視野が展開される．
  (2) 肝鎌状間膜を肝側で切離し，中・左肝静脈共通管根部前面まで剥離を行う．

3. アセスメント

Q 視野形成はどのように行うのか？
▶ 肝鎌状間膜，肝静脈根部前面の剥離では，術者左手で肝臓を背側・尾側に圧排し，適度な緊張を加える．

Q 切離（剥離）開始はどこから行うのか？
▶ 肝鎌状間膜の頭側から剥離層に入る．自然と層が見えてくる．

Q 切離ライン（剥離層）の設定は？
▶ いわゆる"アワアワの層"（漿膜下の剥離が容易な層）に入る．

Q 切離（剥離）はどこまでするのか？ ランドマークは？
▶ 中肝静脈と左肝静脈の根部，共通管の前面が見える部位まで切離する．
▶ ランドマークは共通管の分岐部（中肝静脈と左肝静脈）のくぼみである．

Q 切離（剥離）のコツは？
▶ エネルギーデバイスよりも，メッツェンバウムで鈍的・鋭的に剥離する．
▶ 特に肝静脈根部周囲は電気メスを使用すると大きな損傷になりかねない．メッツェンバウムで慎重に剥離することが重要である．

Q 切離（剥離）のピットフォールは？
▶ 剥離しすぎると静脈壁損傷による大量出血をきたすため，適度な剥離とする．

Step ❷
Knack 胆囊摘出（必須ではない）

- 基本的に，左肝切除術においては必ずしも胆囊摘出を行う必要はないが，左 Glisson 鞘の右側剥離において，胆囊が視野の妨げになってしまうことがある．そのような場合のみ，胆囊を摘出する．

Step ❸
Focus 2 左側肝門部の脈管処理

1. 手技のスタートとゴール
- 左側肝門部の脈管処理を行う（Glisson 一括処理法：図 4a〜h）。

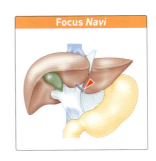

図4 左側肝門部の脈管処理の手順（Glisson 一括処理法）

a：左 Glisson 鞘右側の剥離
肝門板から鈍的に剥離する。

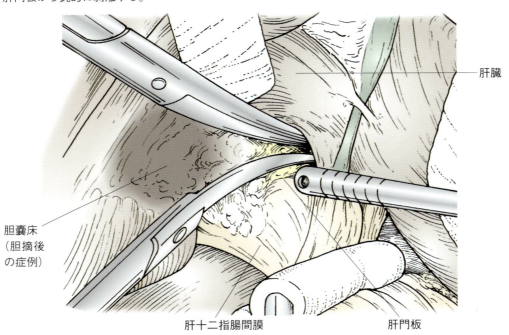

b：左 Glisson 鞘左側の剥離
Arantius 管の腹側で左側からの剥離を行う。

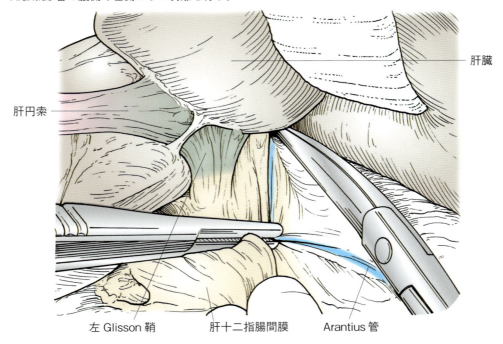

c：小網を温存
Glisson 一括処理法では小網を開放する必要はない。

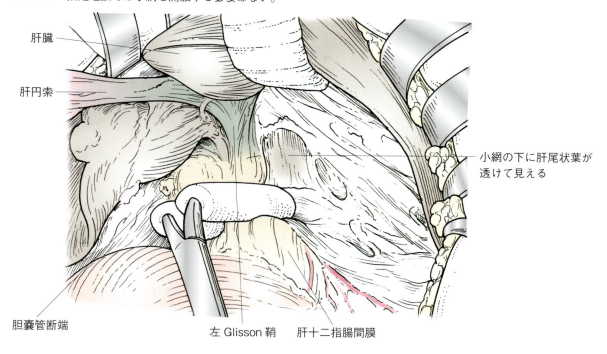

d：左 Glisson 鞘の剝離
左 Glisson 鞘は，通常成人男性の親指ほどの太さがある。

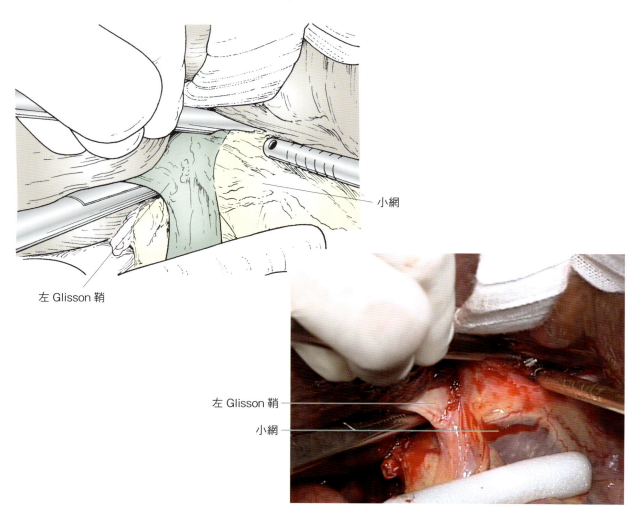

e：左 Glisson 鞘のテーピング
細いネラトンチューブ（3号）を使用する。

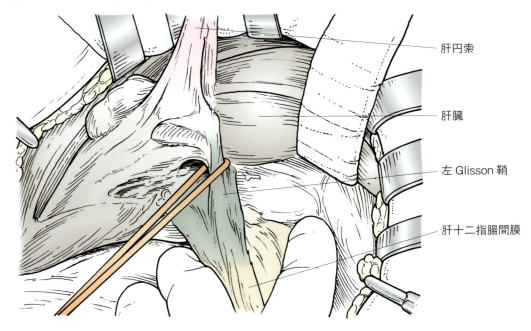

f：左 Glisson 鞘の高位結紮
可能な限り左 Glisson 鞘の末梢側で結紮を行う。

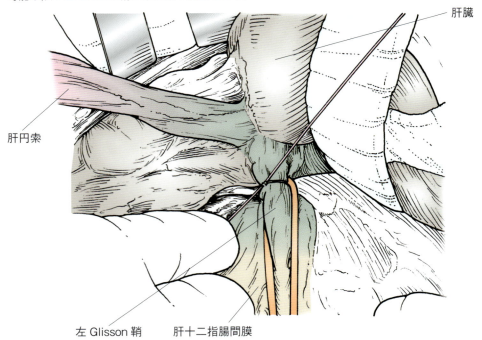

g：左 Glisson 鞘の切離（手縫い）
十分に Glisson 鞘の茎を長くしてから切離することが重要である。

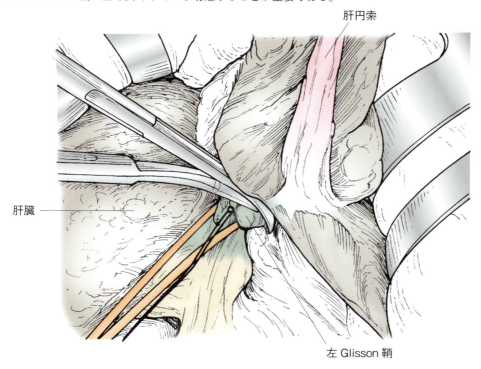

h：〈参考〉左 Glisson 鞘の切離（自動縫合器を用いた切離）
肝門部で自動縫合器が入る作業スペースを十分に確保すること。

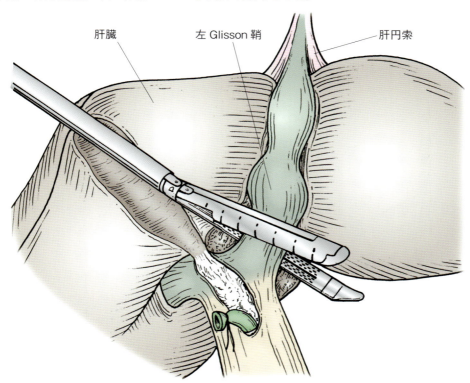

i：〈参考〉肝門部胆管癌の個別処理法（左肝切除＋胆道切除再建）
Glisson 一括処理法とはコンセプトがまったく異なる。

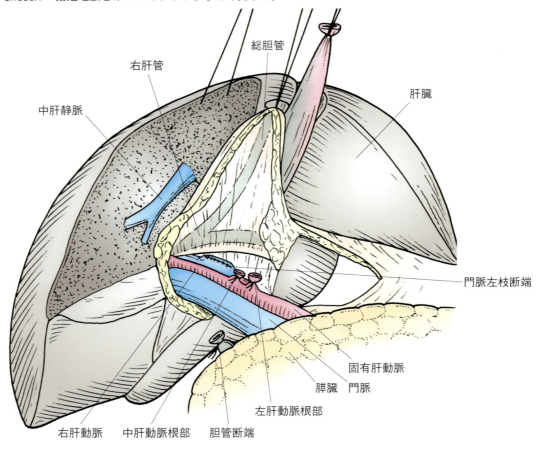

j：Glisson 一括処理法の視野形成
助手の視野確保法を示す。Y 字フォーメーションを作る。

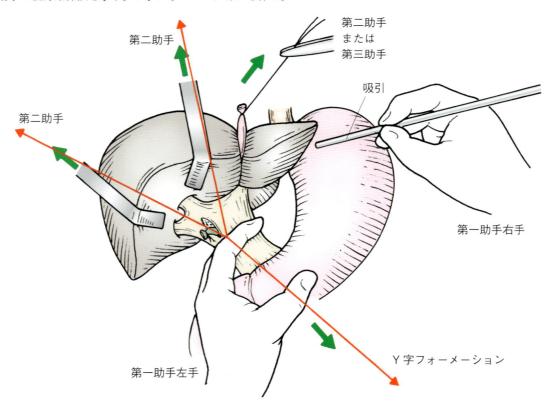

2. 手技の習得

● 手技の概要
肝門部脈管処理は Glisson 一括処理法か脈管個別処理法かのいずれかの方法で行う[3,4]（）。それぞれの手技の利点，欠点を理解することが必要である。

（動画時間 02：06）

● 手技習得のポイント
(1) Glisson 一括処理法
- まず胆嚢摘出時に肝十二指腸間膜内に切り込まないことが重要である。Glisson 一括処理法は胆嚢摘出時から始まっていると認識する（ただし，左肝切除術では必ずしも胆嚢摘出する必要はない）。
- 左 Glisson 鞘の剥離は右側の肝門板から開始する（図 4a）。肝実質や Glisson 鞘内に切り込まないようメッツェンバウムで鈍的に行う。レネック被膜を意識し，確実な層に入る。
- 細い内側区域枝，尾状葉枝を損傷しないよう注意する。
- 左 Glisson 鞘の左側からの剥離は，肝外側区域を鈎で持ち上げ Arantius 管を確認し，その腹側で S2 Glisson 鞘根部を目標に行う（図 4b）。
- Glisson 一括処理法では小網を開放する必要はない（図 4c）。
- 左 Glisson 鞘背側の剥離は確実な目視で行う必要があるが，左 Glisson 鞘は太く目視できないことも多い。成人男性の親指が太さの目安である（図 4d）。
- 剥離が終了し鉗子が通れば，細いネラトンチューブでテーピングする。すぐに結紮せず，必ずテストクランプを行う（図 4e）。
- テーピングに使用したネラトンチューブを手前，膵臓側に十分に牽引し，可能な限り左 Glisson 鞘の末梢側で結紮切離を行う。結紮は 1 号糸での単純結紮と針付 2-0 糸で刺通結紮を行う（図 4f）。
- 左 Glisson 鞘は十分な距離を確保して切離する。肝離断を行い，肝門部の視野を展開した後に行ったほうが容易である（図 4g）。自動縫合器使用も推奨される（図 4h）。

(2) 脈管個別処理法
- 肝門部血行処理は個別処理法が基本型である。
- 肝十二指腸間膜の漿膜を切開し，脂肪，リンパ管，リンパ節の中に埋もれている左肝動脈，門脈左枝，左肝管，総胆管をそれぞれ確実に同定し切離する。
- 大血管を切離する前にはクランプテストを行う。
- 脈管個別処理法は 3 パターンに分かれることを認識する。

　① 肝門部胆管癌などリンパ節郭清を伴う個別処理法
- ・リンパ節郭清を十分に行う必要があり，動脈，門脈は外膜が見える層までの剥離を要求される。
- ・動脈は決して鑷子で強く把持してはならず，内膜損傷に注意する。
- ・胆管周囲郭清は，epicholedocal plexus（胆管周囲の血管網）を剥離すると胆管の血流障害を起こし，穿孔や狭窄をきたす。胆管切除を行わない場合の胆管周囲郭清は半周程度にすべきであり，徹底的な全周郭清を行うならば胆管切除を選択する。

　② 肝細胞癌，転移性肝癌，良性腫瘍などリンパ節郭清を伴わない個別処理法
- ・左側脈管を同定するだけの最低限の剥離に留める。

> - 肝硬変や慢性肝炎ではリンパ管が発達しており，無理な剥離や切離は術後難治性腹水やリンパ漏の原因となる。
> - 右肝の流入脈管周囲は可能な限り剥離しない。
>
> ③肝移植ドナーグラフト採取など左肝血流保持が必要となる肝門部脈管個別処理法
> - 左肝の血流を保持しながら肝離断を行う。
> - 胆管同定に際しては，epicholedocal plexus や左右肝動脈交通枝のアーケードを可及的に温存しなければならず，必要以上の skeletonization 法は胆管血流障害を惹起しドナーおよびレシピエントに重大な胆道合併症を引き起こしかねない。
> - 動脈，門脈も必要以上に外膜を露出させない。ある程度の脂肪組織がついた状態での脈管の確保が要求される。

3. アセスメント

Q （Glisson 一括処理法の）視野形成はどのように行うのか？

▶第二助手はペアン鉗子を持ち肝円索を垂直に引き上げ，肝門部を正面視できるように幅の狭い鉤を肝門板から約1cm肝側に置き，頭側に牽引する（図 4j）。

▶第一助手は左手第二指と第三指で肝十二指腸間膜を挟む。または Pringle 鉗子をかけ，鉗子ごと尾側に牽引する（図 4j）。

▶これにより肝被膜と Glisson 鞘の境界に適度な緊張が加わり，剥離が容易になる。Y字型のフォーメーションとなる（図 4j）。

Q （Glisson 一括処理法の）切離（剥離）開始はどこから行うのか？

▶肝門部の左右 Glisson 鞘の頭側，いわゆる肝門板から切離を開始する（図 4a）。

Q （Glisson 一括処理法の）切離ライン（剥離層）の設定は？

▶レネック被膜を意識し，肝実質や Glisson 鞘に切り込まないようにする。

Q （Glisson 一括処理法の）切離（剥離）のランドマークは？

▶左 Glisson 鞘の右側は肝門板，左側は Arantius 管がランドマークとなる（図 4a, b）。

Q （Glisson 一括処理法の）切離（剥離）のコツは？

▶メッツェンバウムにより鈍的に剥離する（図 4a）。

▶第一助手は右手で吸引器を持ち，隙間より溜まった血液を随時吸引し，視野を保つ（図 4j）。

▶術者の視野の妨げにならないよう，餅つきの返し手のイメージでリズムよく吸引する。

▶肝門部からの不意な出血に対しては，左手第二指と第三指で肝十二指腸間膜を強く挟んで即座に Pringle 法を行う。

Q （Glisson 一括処理法の）切離（剥離）のピットフォールは？

▶左 Glisson 鞘の背側には左肝静脈が走行している。Glisson 鞘剥離時の鉗子が肝実質内の深い位置に及ぶと，肝静脈損傷を起こしかねないので注意する。

▶左 Glisson 鞘はかなり太いため，結紮糸脱落には注意する。茎を長くしてからの切離が重要である（図 4g）。

Step ❹
Focus 3　IVC テーピングとテストクランプ

1. 手技のスタートとゴール
- 肝下部下大静脈（IVC）テーピングを行う（図5）。

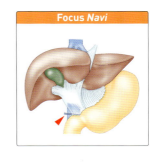

図5 IVC テーピングとテストクランプ

a：IVC の剥離
メッツェンバウムで鈍的に剥離する。

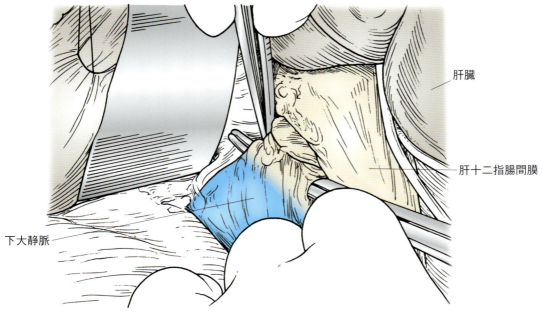

b：IVC のテストクランプ
必ずテストクランプを行い，血圧変動を確認する。

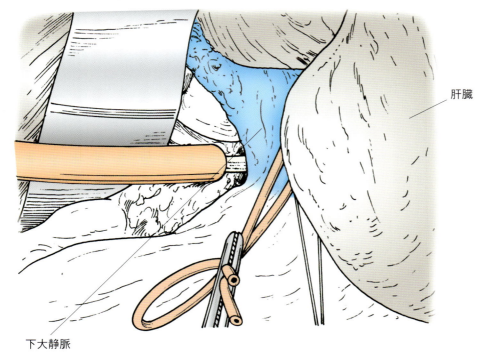

2. 手技の習得

- **手技の概要**
  (1) 肝静脈出血は中心静脈圧に左右されるため，肝下部下大静脈を全周にわたり剥離し，テーピングを行う[5]。
  (2) 必ずテストクランプを行い，血圧変動の有無を確認する。
- **手技習得のポイント**
  (1) 後腹膜を開き，大きな強彎鉗子（つるりん鉗子など）を用いてテーピングしターニケットをかける。
  (2) 短肝静脈と右副腎静脈損傷に注意する。
  (3) クランプを行う際には必ず麻酔医に声を掛ける。

3. アセスメント

Q 視野形成はどのように行うのか？
▶第一助手は肝十二指腸間膜を腹側・左側に引き，IVC前面に作業スペースを確保する。
▶第二助手は右肝下面に鉤を挿入し，IVC右側の作業スペースを確保する。

Q 切離（剥離）開始はどこから行うのか？ うまい入り方は？
▶IVCの右側壁から入り，鈍的に剥離する。

Q 切離ライン（剥離層）の設定は？
▶いわゆる"アワアワの層"に入る。
▶術者は腹膜を左手鑷子で把持し，剥離面に緊張を与える必要がある。

Q 切離（剥離）はどこまでするのか？ ランドマークは？
▶剥離は最小限に留める。左右腎静脈を露出する必要はない。

Q 切離（剥離）のピットフォールは？
▶短肝静脈と右副腎静脈を損傷しないように注意をする。
▶中心静脈圧を下げすぎると，肝静脈損傷部からの吸い込みによる空気肺梗塞の危険性が発生するため注意する。

Step ❺
Focus 4 左肝の脱転操作・Arantius 管の切離

1. 手技のスタートとゴール
● 左肝の脱転操作と Arantius 管の切離を行う（図6）。

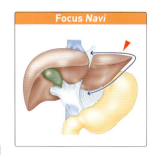
Focus Navi

図6 左肝の脱転操作
a：左肝の脱転操作
b：Arantius 管からの剥離または結紮・切離。肝外側区域の脱転を進め，Arantius 管からの剥離または結紮を行う。

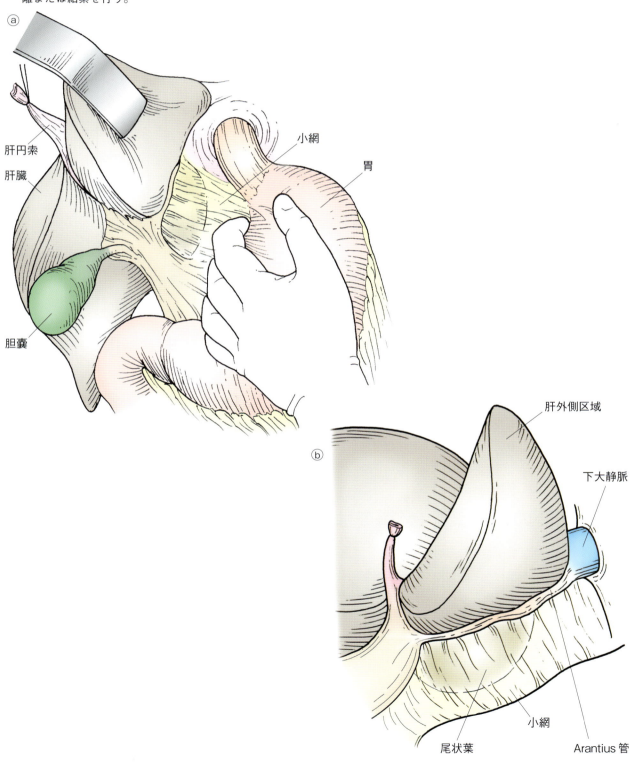

2. 手技の習得

- ● 手技の概要
  (1) 左肝を脱転し，周囲結合織から遊離させる。
  (2) 小網は開放せず，その腹側での操作のみを行う。
- ● 手技習得のポイント
  (1) 左三角間膜の剥離を行う。左三角間膜と胃の間にガーゼを入れて電気メスで切開すれば，胃壁損傷はない。
  (2) Arantius管の頭側，左肝静脈流入部を結紮・切離する。
  (3) Arantius管切離により，自然に左肝静脈左側壁が露出する。

3. アセスメント

Q 視野形成はどのように行うのか？
▶ ケント牽引開創器の高位牽引により，左肝左側の作業スペースが確保される。
▶ 術者は患者左側に立ち位置を変えてもよい。

Q 切離（剥離）開始はどこから行うのか？ うまい入り方は？
▶ Arantius管を確認する前に，左三角間膜の剥離を行ったほうがArantius管を剥離しやすい。

Q 切離ライン（剥離層）の設定は？
▶ 小網を開放せず，その腹側で剥離を行う。

Q 切離（剥離）はどこまでするのか？ ランドマークは？
▶ 左三角間膜を切離し，中枢側の左肝静脈根部まで剥離する。

Q 切離（剥離）のピットフォールは？
▶ 左三角間膜切離中の左肝静脈損傷，および下横隔膜静脈の損傷に注意する。

Step ❻
Knack 右肝の脱転操作（必須ではない）

- ● 右肝の脱転操作は必ずしも行う必要はない。
- ● 上腹部正中切開創で行う左肝切除や拡大左肝切除時には，視野を確保する目的で右肝を授動することがある。ただし，右副腎を視認できるところまで行う必要はない。

Step ❼
Focus 5　肝離断

1. 手技のスタートとゴール
- 中肝静脈を露出し，出血量の少ない肝離断を行う（図7）。

図7 肝離断

a：Stay Suture 法
指示糸を Rex-Cantlie 線の左右に順次，均等にかけていく。術者の左手も腹腔内には挿入しない。

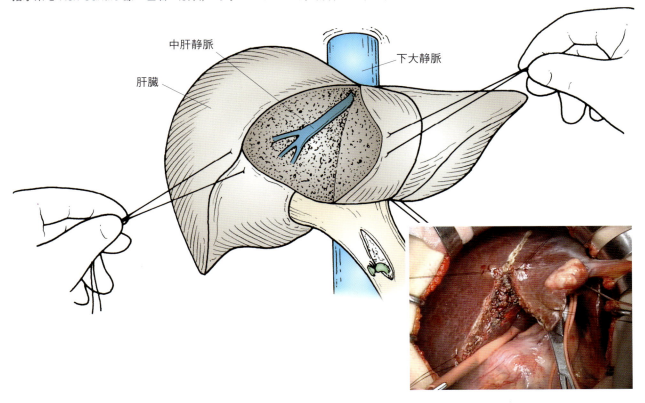

b：超音波外科用吸引装置（CUSA）を用いた肝離断
肝実質を破砕し吸引する道具であり，切離する器具ではない。

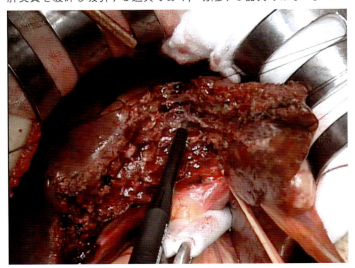

2. 手技の習得

- ● 手技の概要
  - (1) Rex-Cantlie 線からの肝実質離断を行う（▶️ 3）。
  - (2) 出血量を抑えるように心掛ける。
- ● 手技習得のポイント
  - (1) Stay Suture 法を用いる。術者と第一助手が demarcation line の左右に掛けた指示糸を均等な力で把持・挙上しながら適度な緊張を肝離断面にかける。
  - (2) 左 Glisson 鞘結紮部と demarcation line を結んだ"面"を肝切離面とする。
  - (3) 切離面に露出する脈管は，中肝静脈本幹かその分枝である。Glisson 鞘枝が露出した場合は離断面がずれていることを示すので，修正を要する。
  - (4) 中肝静脈左壁を露出させていく。
  - (5) 右冠状間膜から右三角間膜，肝腎間膜，裸領域 (bare area) の剝離を行い，右肝を受動し大ガーゼを 2 枚ほど右側方に入れておくと，Rex-Cantlie 線が左方に移動し上腹部正中切開でも視野確保が容易となる。
  - (6) Pringle 法を 10〜15 分間の遮断と 5 分間の解放で繰り返し行う。
  - (7) 約 10°の頭位挙上の逆トレンデレンブルグ体位をとる[6]。
  - (8) 肝静脈からの出血が多い場合は，肝下部下大静脈のクランプを行う。血圧 80mmHg, 中心静脈圧 5cmH$_2$O を下回らないようにターニケットを調節する。
  - (9) 麻酔医の協力のもと，肝離断終了までの輸液量制限や，1 回換気量を減らし気道内圧を下げるといった処置も重要である。呼気終末陽圧（PEEP）は禁忌である。

（動画時間 02：13）

3. アセスメント

Q 視野形成はどのように行うのか？

▶ Stay Suture 法を活用する。指示糸を術者と第一助手が把持し，間膜処理が終わった肝臓を体外へ引き出す感覚で肝切除を行う。

▶ 下大静脈から腹側方向への離れた場所の肝離断は，出血が少なくなる。

▶ 術者が左手を挿入するのは，肝静脈出血がコントロールできない場合のみである。

Q 切離（剝離）開始はどこから行うのか？　うまい入り方は？

▶ Rex-Cantlie 線の尾側から切離を開始する。肝臓が薄い場所でのペアンクラッシュ法（圧挫法）は大きな脈管がないため有効である。

Q 切離ライン（剝離層）の設定は？

▶ 左 Glisson 鞘結紮部と demarcation line を結んだ"面"を肝実質切離面とする。

Q 切離（剝離）はどこまでするのか？　ランドマークは？

▶ 中肝静脈左壁を露出していけば，自然と左肝静脈根部に達する。

Q 切離（剝離）のコツは？

▶ 切離デバイスは多種多様でそれぞれに長所と短所があり，一概には機器の有用性を比較

できないため，器材の特性を理解して使用することが重要である。
▶超音波外科用吸引装置（CUSA）とペアンクラッシュ法はよく用いられている．肝実質組織を破砕，吸引し，残った脈管を結紮またはエネルギーデバイスで切離する，といった一連の操作は同じ工程である．

Q 切離のピットフォールは？
▶肝静脈からの出血には適切に対応すべきである（トラブル・シューティング参照）．

Step ❽
Focus 6 ▶ 左肝静脈切離

1. 手技のスタートとゴール
●左肝静脈を露出し，根部での切離を行う（図8）．

図8 左肝静脈の露出と切離
a：左肝切除後（Glisson 一括処理法）
小網はそのままである．処理を加えてはいない．

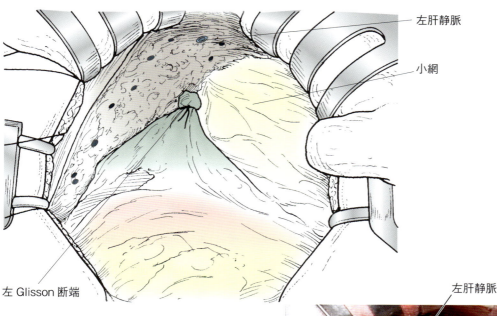

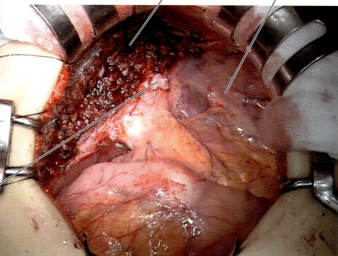

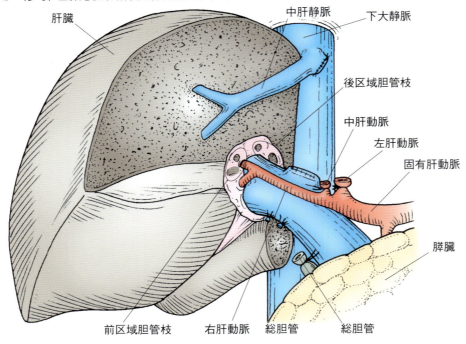

b：〈参考〉左肝尾状葉切除後（個別処理法）；胆道再建前の図

2. 手技の習得

- **手技の概要**
  (1) 左肝静脈を十分に露出し，切離する（🎥 ④）。
  (2) 血管鉗子あるいは自動縫合器を用いるが，正確な操作を怠ると大出血となる。
- **手技習得のポイント**
  (1) 手術の最後に左肝静脈を根部で処理する。
  (2) 血管鉗子を用いてクランプし，強度の強い2-0非吸収性合成編糸で連続縫合する。
  (3) 自動縫合器も用いてもよいが，血管鉗子は必ず用意しておく。
  (4) 手術の最後に処理することが重要であり，肝離断前に結紮処理する必要性はあまりない。
  (5) 十分な止血を行い，ドレーンは右季肋部から肝切離断端に沿って1本のみ挿入し，胆汁漏，出血がなければ術後2日目に抜去する。
  (6) 個別処理を必要とする肝門部胆管癌では左肝切除に胆道の切除・再建が付加される。

(動画時間01：00)

3. アセスメント

Q 視野形成はどのように行うのか？
▶確実に肝離断を終了させておくことで，良い視野が得られる。

Q 切離（剥離）開始はどこから行うのか？ うまい入り方は？
▶肝離断中に中肝静脈左側壁を露出させていけば，自然と左肝静脈根部に達する。

Q 切離ライン（剥離層）の設定は？

▶肝離断の頭側は肝表面の demarcation line －中肝静脈－左 Glisson 鞘切離部－ Arantius 管を結んだ線が一連の剥離面になる。

Q 切離（剥離）はどこまでするのか？　ランドマークは？

▶左肝静脈根部から下大静脈前面までを切離する。

Q 切離（剥離）のピットフォールは？

▶肝静脈のピンホール損傷，引き抜き損傷には注意する。
▶肝静脈を損傷した場合は，4-0 または 5-0 のナイロン糸にて狭窄しないように縫合止血する。

Ⅳ トラブル・シューティング！

- 左肝切除術におけるトラブル・シューティングとして，肝静脈出血がある。

肝静脈出血

Q 肝静脈出血の好発部位はどこか？
▶肝静脈末梢の分岐部分。

Q 肝静脈出血の原因は？
▶肝離断操作における肝静脈の位置の誤認。
▶末梢枝の引き抜き損傷。
▶中心静脈圧（IVC 圧）を下げる工夫を行っていない（体位，IVC のテーピング，輸液量・1回換気量の指示など）。

Q 肝静脈出血の予防法は？
▶肝静脈の走行位置の正確な理解と周囲の丁寧な剥離操作。
▶逆トレンデレンブルグ体位，IVC クランプ，輸液制限，低換気麻酔など。

Q 肝静脈出血の対応法は？
▶肝静脈末梢の分岐部での損傷はすぐに止血縫合をせずに，まず出血形態を確認する。そして，出血点をツッペルガーゼで圧迫止血しながらその周囲の肝実質切離を進め，切除肝側の末梢肝静脈を切離し，損傷した主肝静脈の孔が肝実質切離面の"底"から"壁"になったところで縫合を行う。
▶むりやり"底"の状態で止血縫合を繰り返すと，肝静脈の縦裂がまだ切離されていない肝内から中肝静脈根部まで及び，大出血になりかねない。

◆ 参考文献
1) 高崎　健：肝硬変合併肝癌の切除術式の選択基準－安全性，根治性を考慮に入れた切除範囲の調整とそれに必要な手術手技の工夫－．日消外会誌 1986; 19: 1881-9.
2) 片桐　聡，有泉俊一，小寺由人，ほか：肝切除術後腹腔内出血による再開腹例の検討．日腹部救急医会誌 2016; 36: 843-7.
3) 高崎　健，小林誠一郎，田中精一，ほか：グリソン鞘処理による新しい系統的肝切除．手術 1986; 40: 7-14.
4) Takasaki K: Glissonean pedicle transection method for hepatic resection: A new concept of liver segmentation. J Hepatobiliary Pancreat Surg 1998; 5: 286-91.
5) Otsubo T, Takasaki K, Yamamoto M, et al: Bleeding during hepatectomy can be reduced by clamping the inferior vena cava below the liver. Surgery 2004; 135: 458-64.
6) Yoneda G, Katagiri S, Yamamoto M: Reverse Trendelenburg position is a safer technique for lowering central venous pressure without decreasing blood pressure than clamping of the inferior vena cava below the liver. J Hepatobiliary Pancreat Sci 2015; 22: 463-6.

Column

「標本整理をしよう」

　手術後に必ず行うべきこととして以前から何度となく後輩達に言っていることがある。それは，必ず執刀医，外科医が標本整理を行うべきである，ということである。病理診断の重要性のみでなく，切除した臓器の形状を理解することができるからである。肝臓は 3 次元的で，胃や大腸と異なり切除標本の形が術式により多種多様である。切除標本のイメージが湧かないなかでの肝切除では無理が生じる。左葉の形などは，粘土で形作れるくらいまでのイメージ像があってはじめて肝切除を行いうることができる。

「超音波検査をしよう」

　術中だけではない。術前に B モード超音波検査を必ず外科医が行うことを心掛けたい。肝臓解剖や腫瘍局在も認識しやすくなる。これまでお会いした肝切除の達人はみんな超音波検査が上手であった。

右肝切除術

高原武志，新田浩幸　岩手医科大学医学部外科学講座

> **! 手術手技マスターのポイント**
> 1. 右肝の授動を的確な層で安全に行う。
> 2. 脈管処理や Glisson の剥離・処理を安全かつ的確に行う。
> 3. 肝実質離断は，ランドマークを意識しながら的確に行う。

I 手術を始める前に

- 肝切除術において，そのアプローチ法として腹腔鏡下肝切除術がすべての術式において保険収載され，その方法は広く周知されつつある。従来の開腹下右肝切除術の手術手順は，これまでの手術書で概ね同様に記載されているが，本項では腹腔鏡下右肝切除術より学んだこと，つまり拡大視効果や気腹による肝静脈系からの出血軽減などにより得られた知見を取り入れて，筆者らの右肝切除術の手順を紹介する。手術操作については，なるべくこれまでの手術書で述べられていない点を詳細に記述した。併せて，イラストや動画も参照していただければと考えている。

1. 手術の選択

- MDCT (multi detector row CT) を施行し，腫瘍の局在と肝門部脈管・肝静脈の走行について術前に十分に検討する。転移性肝腫瘍の場合は，できる限り EOB-MRI (Gd-EOB-DTPA 造影 MRI) を施行し，腫瘍の個数・局在を確認する。インドシアニングリーン (ICG) 試験などの肝予備能検査は必須である。右肝切除術が可能かどうかは，幕内基準[1]を遵守する施設が多い。ただし，巨大腫瘍のために右肝の非腫瘍部容積が相対的に小さい場合には，ICG 15 分停滞率 (ICG R_{15}) が 10～20% でも安全に施行可能な場合もある。シミュレーションソフトを用いて残肝容積を測定し，必要に応じて経皮経肝門脈塞栓術 (PTPE) も検討する。右肝グラフト採取のドナー肝切除の場合は，術前に胆道造影 CT (DIC-CT) 等で胆管の走行を確認しておく。

2. 体位・麻酔

- 麻酔は硬膜外麻酔を併用した一般的な全身麻酔を行う。中心静脈カテーテルを挿入し，肝離断中の肝静脈からの出血を最小限に留めるため，肝離断前に中心静脈圧を下げてもらうように術中麻酔医と連携をとる必要がある。中心静脈圧を下げる方法として，肝離断中はできる限り輸液量を減らすとともに，血管拡張薬などの併用や人工呼吸器の換気回数なども調節する。
- 体位は，開腹下右肝切除術・腹腔鏡下右肝切除術どちらにおいても仰臥位で施行してい

る（図1）。肺塞栓予防のため，両下肢に波動マッサージ器を装着する。

図1 体位と配置
a：開腹下右肝切除術時の配置
b：腹腔鏡下右肝切除術時の配置

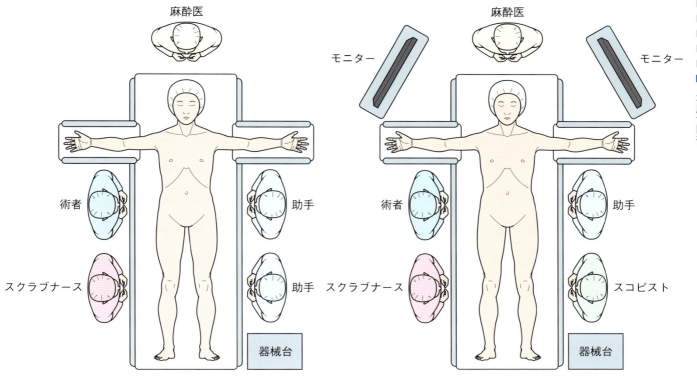

3. 機器

(1) ペアン鉗子

- ペアン鉗子（図2）で肝実質を圧挫しつつ，残った脈管をケリー鉗子で丁寧に露出し，結紮・切離しながら肝離断を進めていく方法である。ケリー鉗子で脈管をすくう場合は，脈管の背側にその分枝が存在する場合もあるため，適宜周囲をペアン鉗子で丁寧に圧挫しながら，慎重に肝離断を進める。

(2) Vessel sealing device

- 筆者らは，ENSEAL® G2 Articulating（図3）もしくは LigaSure™（図4）を使用することが多い。肝実質離断においても，また肝周囲の支持間膜切離においても使用する。肝実質をペアン鉗子で圧挫し，残った組織の中で結紮・切離が不要な組織を，Vessel sealing device で切離する。また，肝周囲の支持間膜も Vessel sealing device を用いて，正しい層で切離する。特に，主肝静脈周囲は，キャビテーションが発生しないこれらの機器を用いるのが望ましい。

(3) イオアドバンス電極－灌流機能付き電極－（図5）

- 筆者らは，ここ数年肝実質離断中などの止血操作にイオアドバンス電極（イオ電極）を好んで使用している。肝実質離断中の止血において，肝静脈の細い分枝からの出血はイオ電極で十分止血可能である。また，肝静脈の分枝を損傷し，その断端が切離面の深部に入り込んでしまったことによる深部出血の場合には，ワット数を下げたソフト凝固を用いることにより止血が得られる場合がある（図6）。一方，Glisson の分枝やその周囲

からの出血に対しては，イオ電極を使用せずにクリップや縫合による止血が望ましい。
主要 Glisson 周囲でのイオ電極の使用は極力避けるべきである。

図2 ペアン鉗子
a：開腹下の肝離断時に使用するペアン鉗子
b：腹腔鏡下の肝離断時に使用するペアン鉗子

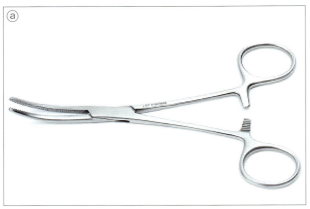

（ビー・ブラウンエースクラップ株式会社）

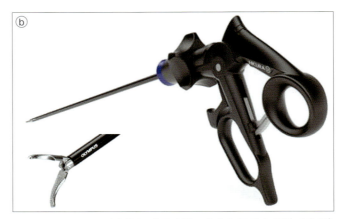

（オリンパスメディカルシステムズ株式会社）

図3 ENSEAL® G2 Articulating

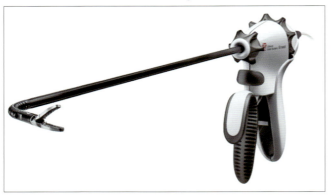

（ジョンソン・エンド・ジョンソン株式会社）

図4 LigaSure™

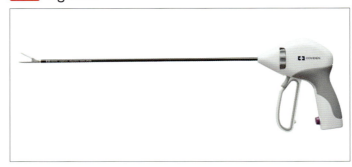

（日本メドトロニック株式会社）

図5 イオアドバンス電極－灌流機能付き電極－（腹腔鏡用）

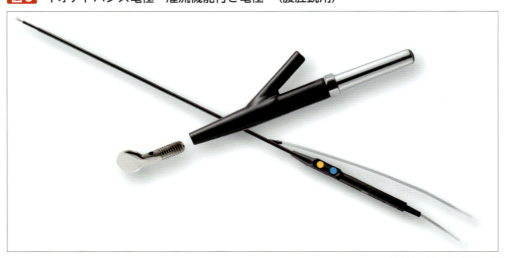

（東京医科電機製作所）

図6 中肝静脈周囲の深部出血
ワット数を下げ，イオ電極を少し押し付けるように当て，ソフト凝固で止血する。

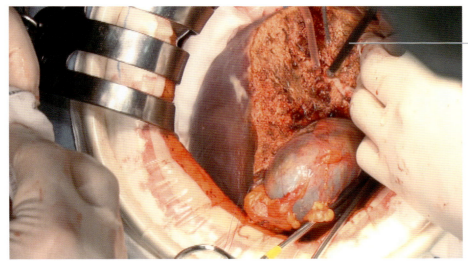

図7 自動縫合器による右肝静脈の切離

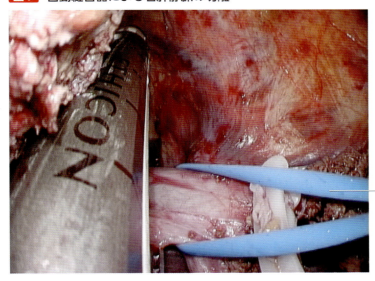

(4) 自動縫合器
- 右肝静脈の切離には自動縫合器を用いることが多い。自動縫合器を使用する前に，切離する右肝静脈を背面・側面を含め十分に露出しておく必要がある。自動縫合器を使用するうえでのポイントは，①適切なカートリッジの選択，②自動縫合器を挿入する際に向き・角度を3次元的に確認し，スムーズに挿入することである。そのために，右肝静脈の背面・側面を十分に剝離した後，右肝静脈をvesselテープで牽引しながら自動縫合器を挿入することが望ましい(図7)。また，自動縫合器を使用する付近にメタルクリップなどを使用しないことも重要なポイントである。

4. 腹壁創
- 開腹下右肝切除術の場合は，筆者らは上腹部正中切開またはJ字切開にて開腹している(図8)。開胸を付加することはほとんど経験していないが，肝細胞癌などにおいて腫瘍栓が主肝静脈から下大静脈もしくは右心房内まで進展している場合は，心囊の開放や胸

骨正中切開を加える必要がある．横隔膜を切開して心囊を開放する場合は，横隔膜下静脈の走行に注意しながら，肝上部下大静脈と右肝静脈流入部位の近傍より切開を加えて，胸骨直下の横隔膜を切り下げる方法を行う（図9）．

- 一方，腹腔鏡下右肝切除術の場合は，腫瘍を含んだ右肝の摘出創として恥骨上切開を好んで使用している．トロッカー挿入位置は，肝外側区域切除術を除き，部分切除・亜区域切除・区域切除・肝葉切除など，ほぼすべての腹腔鏡下肝切除術に共通したトロッカー挿入位置を取り入れている（図10）．

図8 開腹下右肝切除術の皮切

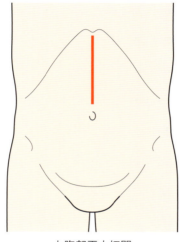
上腹部正中切開

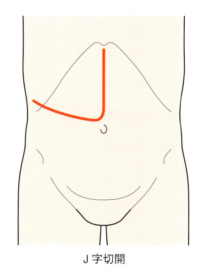
J字切開

図9 腹腔側からの心囊の開放

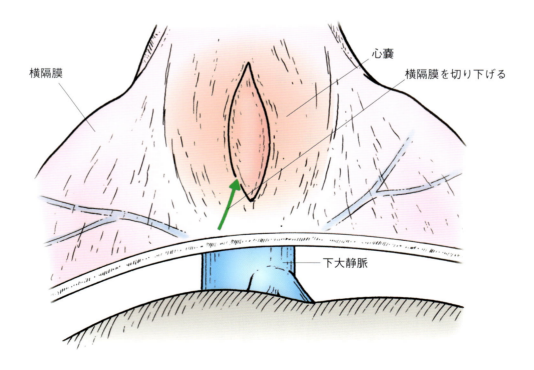

図10 腹腔鏡下右肝切除術のトロッカー位置

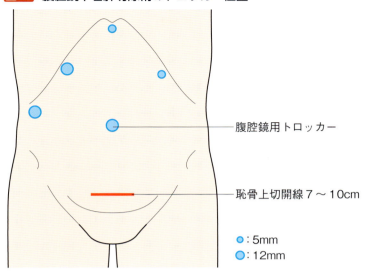

腹腔鏡用トロッカー

恥骨上切開線 7〜10cm

○：5mm
○：12mm

5. 周術期のポイント

(1) 後出血
- 肝切除後は一度止血していた場所からでも再出血する場合があり，手術終了後よりバイタルチェック，血液検査所見，ドレーンの性状・排液量などを定期的に確認する。
- 後出血は術後48時間以内に起こる場合が多い。
- 後出血に対する再手術の適応は，バイタルサイン，ドレーン排液量，血算の所見で総合的に判断する必要がある。術中所見にもよるが，筆者らは輸血で対応するよりも再手術を躊躇しない方針をとっている。

(2) 胆汁漏
- 胆汁漏は術後1週間以内に発症することが多いが，術後数週間で起こる遅発性胆汁漏もある。ドレーン排液の性状や血液生化学所見で容易に診断できる。
- ドレナージが有効な場合，数週間以内に自然治癒する場合や，肝離断面に胆汁性仮性嚢胞（biloma）を形成して治癒する場合もある。
- 主要Glissonからの胆汁漏や，肝門部付近のGlissonの分枝（尾状葉枝であることが多い）からの胆汁漏の場合は，内視鏡的逆行性胆管膵管造影（ERCP）を施行し，内視鏡的経鼻胆道ドレナージ（ENBD）チューブによる胆汁の外瘻や内視鏡的逆行性胆管ドレナージ（ERBD）チューブの挿入が有効な場合が多い。
- 遅発性胆汁漏は，術中の主要Glissonの熱損傷によるものが多く，難治性の場合が多い。

(3) 胸水貯留
- 右肝切除術の場合，術後に胸水が貯留する症例がある。特に横隔膜に操作を加えた症例では，反応性胸水が出現することが多い。
- 呼吸苦や無気肺による発熱を併発しなければ経過観察でよい。
- ただし，横隔膜下膿瘍や胆汁漏により右胸水貯留を併発した場合には，腹腔側のドレナージが必要となることがある。

(4) 腹水貯留
- 障害肝に対する肝切除後には，ドレーンから腹水の排液が持続する場合がある。
- 血漿浸透圧を維持する輸液管理を行いながら症例に応じては利尿剤が必要になる場合もある。
- ただし，腹水貯留の原因については正確に評価しておく必要がある。

手術を始めよう──手術手技のインデックス！

1. 手術手順の注意点
- 標準的な手術手順を以下に示す。
- 巨大腫瘍などの場合は，以下の手順とは異なり，肝授動を行う前に肝離断を先行する場合もある。

2. 実際の手術手順

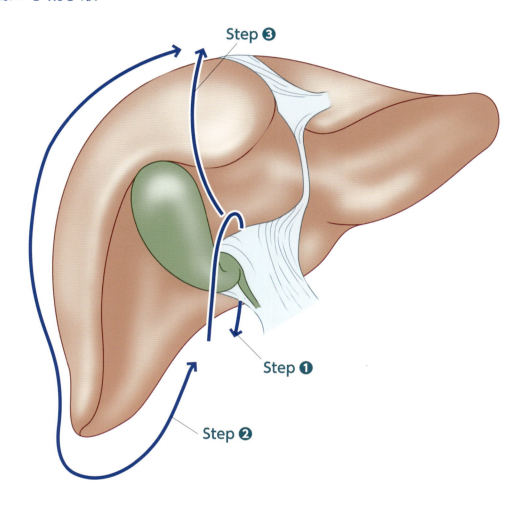

[<Focus| は本項にて習得したい手技（後述）]

Step ❶ 肝門部処理
(p.150) 　肝門部処理には2通りの方法がある。
　　　　（i）右側Glisson一括処理法（図A） <Focus 1|
(p.152) 　　（ii）肝門部脈管個別処理法（図B） <Focus 2|

Step ❷ 右肝の授動 <Focus 3|
(p.155)
a. 肝周囲の支持間膜の切離
b. 右副腎の剥離
c. 短肝静脈の処理（図C）

Step ❸ 肝実質離断 <Focus 4|
(p.157)
中肝静脈を露出させながら，ペアンクラッシュ法（圧挫法）により肝実質離断を行う．肝離断の方向を正確に定めながら肝離断を継続し，右Glissonの処理後，右肝静脈を処理し肝離断を終了する（図D）。

A
肝臓
右側Glisson　肝十二指腸間膜にかけているテープ

B
右肝動脈　門脈右枝　肝臓
結腸　　　　　　　胆嚢管

C
横隔膜　肝臓　短肝静脈
結腸

D
中肝静脈

Ⅲ 手技をマスターしよう！

Step ❶ 肝門部処理（ⅰ）
Focus 1 右側 Glisson 一括処理法

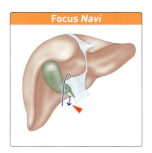

1. 手技のスタートとゴール

- 右側 Glisson を肝外で一括処理するために，鉗子の挿入部位と鉗子が出る部位を丁寧に剥離する。

2. 手技の習得

● **手技の概要**

右肝側の流入血流を遮断するために，右側 Glisson を肝外で一括処理し，テーピングを行う（■◀ 1, 2）。

(動画時間 03：33)

(動画時間 06：51)

● **手技習得のポイント**

(1) 理論上はどのような症例でも右側 Glisson 一括処理を施行することが可能だが，安全に処理するためには，術前 CT 検査から各症例の肝門部の解剖を熟知しておく必要がある。

(2) Glisson 一括処理，あるいは後述する肝門部脈管個別処理のいずれを選択する場合でも，まず胆摘を先行する。胆嚢板に連続する付近で，肝十二指腸間膜の肝下面付着部位の漿膜を鋭的に切開する。肝十二指腸間膜を尾側に牽引しながら，肝被膜を損傷しない層で鈍的にゆっくりと Glisson の頭側を剥離していく（図11）。筆者らは，この剥離操作にイオ電極の柄を好んで使用している。

(3) ゆっくりと剥離していくと，前区域 Glisson の分岐部を確認することができる。Glisson と肝被膜との剥離の際，Glisson を手前に牽引しながら，肝臓側を押し付けるように剥離していくのがコツである。肝臓実質に入り込んだ場合は出血することが多く，Glisson 自体に熱損傷を加えないように肝実質からの出血をイオ電極を用いて凝固止血する。前区域 Glisson の分岐部を十分に視認するまで，この操作を続ける（図12）。

(4) 次に，後区域 Glisson の右側縁を露出するために，同部位の肝十二指腸間膜の肝下面付着部位の漿膜を鈍的に剥離する。この際，右側尾状葉 Glisson の存在を必ず確認し，それより肝門側で後区域 Glisson と肝被膜との間を，前区域 Glisson の露出の場合と同様に鈍的に剥離し，後区域 Glisson の右側縁を十分に視認する。

(5) 最後に，先ほどの前区域 Glisson の分岐部の左側縁から後区域 Glisson の分岐部の右側縁まで，同心円状に鉗子を挿入する（図13）。前区域 Glisson・後区域 Glisson の立ち上がりとその膨らみ，さらに右側尾状葉 Glisson を視認して同心円状に右側 Glisson をすくう。この操作において他の脈管を損傷する危険はないと思われる。できる限り盲目的な操作は避けるべきである。

図11 右側 Glisson 処理の開始

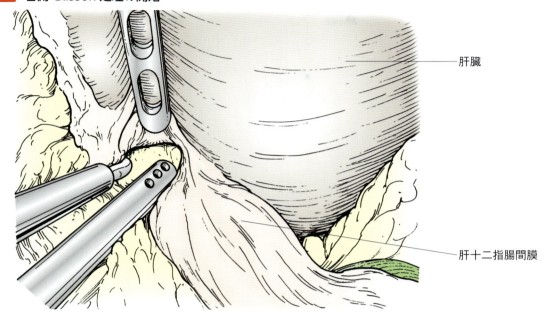

肝臓

肝十二指腸間膜

図12 前区域 Glisson の分岐部の確認

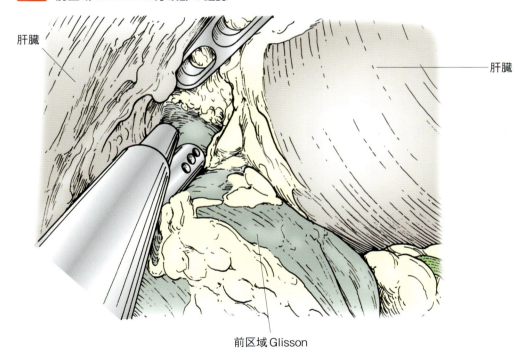

肝臓

肝臓

前区域 Glisson

右肝切除術

図13 右側 Glisson の一括処理

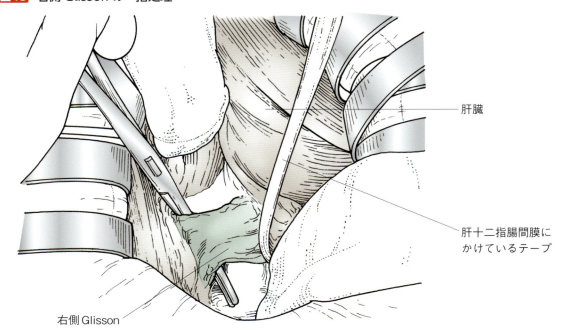

肝臓

肝十二指腸間膜に
かけているテープ

右側 Glisson

3. アセスメント

Q Glisson を剥離する際に出血を認めた場合にはどうすればよいか？

▶ 基本的に圧迫止血が望ましい．場合によっては，サージセル® などの可吸収性止血剤を利用する．前述のように Glisson からの出血に対して熱凝固止血は避けるべきである．

Q どのような症例でも右側 Glisson 一括処理は可能か？

▶ 巨大腫瘍で肝門部を圧排している症例などは，最初から脈管個別処理を選択するようにしている．

Step ❶ 肝門部処理（ⅱ）
Focus 2 ▶ 肝門部脈管個別処理法

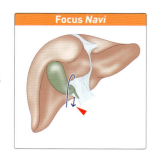

Focus Navi

1. 手技のスタートとゴール

- 肝十二指腸間膜の右側，総胆管の右側で右肝動脈を露出・剥離し，切離する．次に門脈右枝を露出・剥離し，切離する．

2. 手技の習得

● 手技の概要
右肝側の流入血行を遮断するために，右肝動脈・門脈右枝をそれぞれ露出し，結紮切離する。

● 手技習得のポイント
(1) 巨大腫瘍が肝門部を強く圧排している症例などでは，筆者らは肝門部脈管個別処理法を選択する。手順としては，右肝動脈，門脈右枝の順で同定・処理している。結紮切離した胆嚢管断端を助手に左腹側に展開してもらうことにより，総胆管背側・肝十二指腸間膜右縁で右肝動脈を同定する(図14)。

(2) ①上腸間膜動脈から右肝動脈が分岐する場合や，②右肝動脈が総胆管の腹側を通る場合，さらには③右肝動脈が総胆管の左側で前区域動脈と後区域動脈に分岐し，前区域動脈が総胆管の腹側を，後区域動脈が総胆管の背側を通る解剖学的変異なども，すべて術前MDCT検査から把握しておく。右肝動脈を同定し，クランプテストにて腹部超音波検査で左肝の動脈血流を確認後，右肝動脈を結紮切離する。

(3) 次いで，右肝動脈の背側で門脈を確認する。漿膜を鋭的に切離し門脈壁を露出することが重要である(図15)。門脈前面を剥離していくと門脈左右分岐を容易に確認することができる。次に門脈背側を剥離すると，門脈の右側尾状葉枝も視認できる。

(4) 門脈前後区域の分岐形態や右側尾状葉枝，門脈左枝との距離などを総合的に判断して，適切な位置で門脈右枝をクランプし，超音波検査にて肝左側の門脈血流を確認後，同部位で結紮切離する。必要に応じて，右側尾状葉枝の切離や，門脈前後区域枝の個別処理を行う。

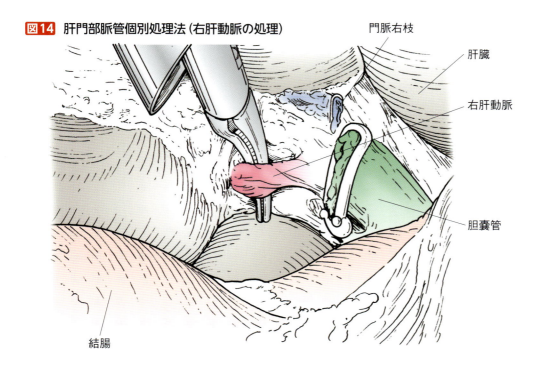

図14 肝門部脈管個別処理法(右肝動脈の処理)

図15 肝門部脈管個別処理法（門脈右枝の処理）

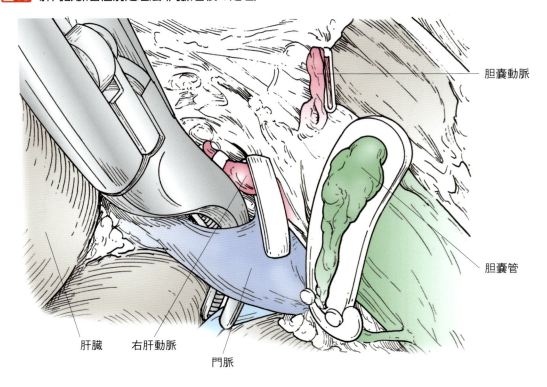

胆囊動脈
胆囊管
肝臓　右肝動脈
門脈

3. アセスメント

Q 門脈腫瘍栓を合併している進行肝細胞癌の場合はどのようにすればよいか？

▶ 腫瘍栓の存在場所によるが，腫瘍栓が門脈本幹まで及んでいる場合には，門脈右枝，左枝，本幹と3つにテーピングをして対応すべきである。

Q 腹腔鏡下右肝切除術の場合，Glisson 一括処理法と肝門部脈管個別処理法とどちらを選択したほうがよいか？

▶ どちらを選択してもよいが，開腹下右肝切除術の際と同様に腫瘍が肝門部を圧排している症例は個別処理法を選択すべきである。

Step ❷
Focus 3　右肝の授動

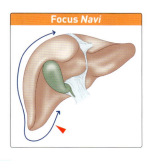

1. 手技のスタートとゴール
- 肝上部でも肝下部でも下大静脈（IVC）側から外側に肝冠状間膜や後腹膜を切離しながら肝授動を開始し，短肝静脈を処理しながら IVC 前面まで右肝を授動する。

2. 手技の習得

●**手技の概要**

肝周囲の支持間膜の層を意識した授動を行うことで，副腎からなどの不用意な出血を回避できる。また，腹腔鏡下の肝授動の手技は，その解剖を再確認するうえでも肝臓外科医には有用である（）。

（動画時間 05：46）

●**手技習得のポイント**

肝臓は腹腔内右季肋部で，支持間膜に固定されている。右肝の授動を施行する際，右肝と支持間膜の付着部の膜解剖について正確に知る必要がある。

(1) 肝鎌状間膜・右冠状間膜の切離
- 肝鎌状間膜を切離し，右三角間膜の前葉のみ切離する。肝鎌状間膜より連続する左右冠状間膜の前葉を切離することで，肝臓全体を尾側に牽引することが可能となる（図 16）。これにより主肝静脈の下大静脈流入部位を露出することができる。
- 右三角間膜の前葉を切離する際は，肝臓表面の折り返しを意識しながら，肝辺縁より数 mm 離れた位置で切開・切離することがポイントである。その層で肝臓を下方に牽引しながら，肝辺縁の曲線に沿って切開していくことにより，肝静脈の表面と外縁をきれいに露出することが可能となる。
- また，肝辺縁より数 mm 離れた位置で切開することで，肝被膜を損傷せずに肝表面からの出血も回避できる。この際，肝表面からの出血を認める場合は，その剥離層が肝臓寄りになっていると判断し，1 枚外側の層に変更する。

(2) 肝下面の肝腎間膜の切離と肝下部下大静脈前面の露出
- 下大静脈右側縁の後腹膜より肝下面の肝腎間膜を外側方向に切離していく。脂肪が少なく下大静脈を透見できる場合は，下大静脈右側縁を同定するのは容易である。同定しにくい場合は術中超音波検査を使用するか，後区域と右側尾状葉の境界に生理的なくぼみがある症例ではその背側を下大静脈右側縁の目印としてもよい（図 17）。
- 右副腎と肝臓との間の剥離は，副腎の被膜を温存する層で丁寧に剥離していく。副腎の被膜を温存できれば，副腎表面の微細な栄養血管も温存することができ，副腎からの出血を回避できる。
- 右三角間膜は，副腎と肝臓との間をある程度剥離した後に切離している。右副腎の剥離の前に右三角間膜を切離して肝臓を授動すると，場合によっては副腎が裂けて出血をきたすため，右三角間膜の切離のタイミングは重要である。
- 右三角間膜の切離や副腎との間の剥離が終了し，右肝を授動した後に，短肝静脈を処理する。下大静脈前面をきれいに露出することで，短肝静脈を安全に処理することができる（図 18）。ついで右側下大静脈靱帯も切離し，右肝静脈を露出する。

図16 肝冠状間膜前葉の切離

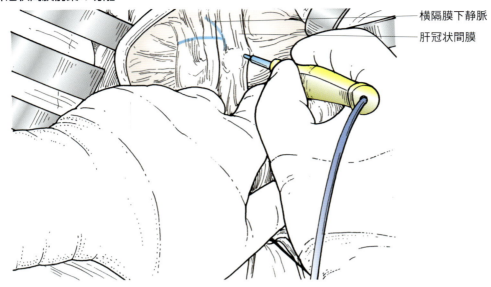

横隔膜下静脈
肝冠状間膜

図17 右側尾状葉と後区域の間のくぼみ

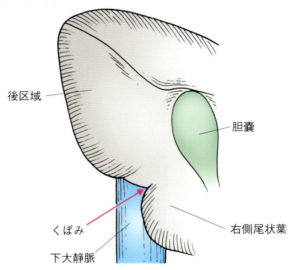

後区域
胆嚢
くぼみ
下大静脈
右側尾状葉

図18 短肝静脈の処理

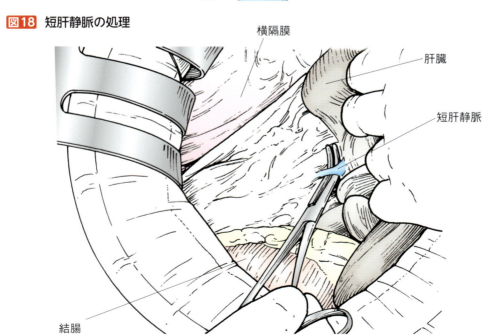

横隔膜
肝臓
短肝静脈
結腸

3. アセスメント

Q 右側下大静脈靭帯の切離はどのようにしたらよいか？

▶ 右側下大静脈靭帯は，右肝の授動の程度によっては右肝静脈との境界が不明瞭になる場合があり，下大静脈靭帯を剝離する際に注意を要する場合がある。

Q 太い右下肝静脈の処理はどのようにしたらよいか？

▶ 太い右下肝静脈を処理する際には，十分にその周囲を剝離した後に，ケリー鉗子などで剝離する必要がある。

Step ❸
Focus 4　肝実質離断

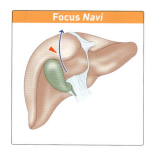
Focus Navi

1. 手技のスタートとゴール

● 中肝静脈を露出させながら，ペアンクラッシュ法（圧挫法）により肝実質離断を行う。肝離断の方向を正確に定めながら操作を継続し，右側 Glisson 処理，右肝静脈を処理して肝離断を終了する（▶︎4，5）。

2. 手技の習得

● **手技の概要**

　肝実質離断の手技は，丁寧な脈管の露出の連続であり，どの程度 crush clamping によって進めていくかは，肝離断の経験によるところが大きい。

● **手技習得のポイント**

(1) まず，肝右側の血流遮断をし，肝表面の demarcation line を電気メスなどでマーキングする。その後，中肝静脈本幹の走行を術中超音波検査にて確認する。

(2) 肝実質離断は，肝尾側腹側から demarcation line に沿って開始する。離断初期に中肝静脈に流入する比較的太い V5 を同定し，これを手掛かりに早めに中肝静脈の本幹に到達することが重要である（**図 19**）。

(3) 中肝静脈本幹の右壁と肝表面の demarcation line を結ぶ平面を意識しながら肝実質離断を遂行する。crush clamping にて肝実質離断を行うには，Pringle 法を併用することが望ましいと考えている。

(4) 中肝静脈がある程度長軸方向に露出された時点で，下大静脈右縁に沿って右側 Glisson の背側で尾状葉を尾側から頭側に切離する。中肝静脈より背側の肝実質は，先ほどの平面を延長しそのまま下大静脈右側縁まで肝実質離断を続ける。

(5) 肝細胞癌などの悪性腫瘍の右肝切除術の場合は，右側 Glisson の処理を中肝静脈背側の肝実質をある程度離断してから行うことが多い。右側 Glisson を前区域・後区域 Glisson に分けて別々に結紮切離とする。

(6) Glisson を処理した後に，尾状葉の切離ラインに合わせて中肝静脈より背側の肝実質を下大静脈右縁に向かう方向で離断する。右肝の授動を下大静脈右側の短肝静脈の処理や右下大静脈靭帯切離まで施行していると，右肝静脈のみをきれいに露出することが可能となる。

(7) 系統的肝切除において，肝静脈をその離断面に露出させることは重要である

（動画時間 06：03）

（動画時間 05：32）

が，肝静脈周囲には，特に主肝静脈において，わずかな空間を感じることが多く，この隙間に慎重にペアン鉗子を挿入しながら肝静脈を露出していく手技を開腹下手術でも腹腔鏡下手術でもマスターすべきである（図20）。

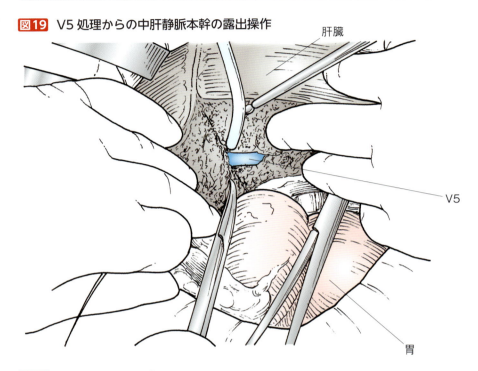

図19 V5処理からの中肝静脈本幹の露出操作

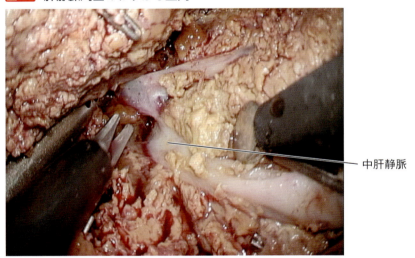

図20 肝静脈周囲のわずかな空間

3. アセスメント

Q 前・後区域Glissonを露出する際に注意することは？

▶ 右側Glisson本幹から前・後区域Glissonを露出していく際は，尾状葉Glissonなどの細かな分枝に細心の注意を払う。

Q 中肝静脈本幹を同定する方法は？

▶ 比較的太いV5やV4の走行を確認することで中肝静脈本幹を同定できる。

Ⅳ トラブル・シューティング！

- 右肝切除術のトラブル・シューティングとしては,術中出血と術中胆汁漏が挙げられる。

1. 術中出血

Q 術中出血の好発部位はどこか？
▶①中肝静脈の分枝
▶②右副腎周囲

Q 術中出血の原因は？
▶①中肝静脈に入る肝静脈の分枝を損傷した場合に出血をきたす。
▶②右副腎と肝下面が強固に癒着している場合には,剥離する際に副腎から出血をきたしやすい。

Q 術中出血の予防法は？
▶①中肝静脈本幹とその分枝を丁寧に露出することが中肝静脈からの出血予防となる。
▶②右副腎と肝下面との剥離において,下大静脈との位置関係を頭に入れながら多方向からその癒着部位を確認する必要がある。

Q 術中出血時の対応は？
▶①右肝を持ち上げ,相対的な中心静脈圧を下げるのが得策である。
▶②まず出血部位を圧迫し,肝下部下大静脈をクランプし損傷部位を確認する。

2. 術中胆汁漏

Q 術中胆汁漏の好発部位はどこか？
▶肝実質切離面やGlisson断端付近である。

Q 術中胆汁漏の原因は？
▶肝実質切離面でのGlissonの損傷や誤認が,胆汁漏の原因となる。Glisson断端付近での胆汁漏は,主要Glissonを露出する際の損傷が原因となる場合が多い。また,遅発性胆汁漏の原因として熱損傷が挙げられる。

Q 術中胆汁漏の予防法は？
▶Glissonを結紮・処理する際は,そのGlissonを丁寧に露出し,結紮後に十分な長さ(首)を確保して切離する。また,主要Glissonの近傍では熱凝固を行わないことが重要である。

Q 術中胆汁漏の対応は？
▶胆汁の漏出部位を確認して縫合閉鎖し,胆嚢管よりCチューブを挿入する。

◇ 参考文献
1) 幕内雅敏, 高山忠利, 山崎 晋, ほか: 肝硬変合併肝癌治療のstrategy. 外科診療 1987; 29: 1530-6.

> **Column**
>
> **「腹腔鏡下肝切除術と開腹下肝切除術が肝臓外科医に与える相乗効果」**
> 　従来の肝臓外科の手術において，特に肝臓の脱転操作などは術者と一部の助手しかその視野を共有できないものであった。腹腔鏡下手術の導入により，その視野をその手術にかかわるすべてのスタッフが共有できるようになった。腹腔鏡下肝切除術と開腹下肝切除術のどちらが優れているか，どちらが精緻であるか等は現時点で正確に評価することは困難である。それよりもお互いの手術の利点・欠点を取り入れて，それぞれの手術にフィードバックさせることが最も重要であり，それが手術手技の進歩につながると筆者らは確信している。肝離断面に肝静脈を全長にわたって露出させる手技は，腹腔鏡下の肝離断時のほうが出血コントロールという観点からは向いているかもしれない。また，開腹下手術でも腹腔鏡下手術でも積極的に新規デバイスを活用することが望ましいと思われる。

索 引

和文

あ
圧挫法 157
イオアドバンス電極 143
イオ電極 38
インジゴカルミン 101
右冠状間膜 155
右肝切除術 142
右肝脱転操作 134
右肝の授動 155
右側Glisson一括処理法 150

か
外側区域Glissonの個別処理 81
開腹下肝外側区域切除術 48
開腹下肝部分切除術 2
開腹下系統的肝亜区域切除術 88
カウンター染色 92, 101, 105, 109
肝右葉の授動 36, 98
肝円索 98, 122
肝外側区域の授動 54, 74
肝下部下大静脈 155
肝鎌状間膜 122, 155
肝左葉の授動 36, 98
肝（実質）切離
　　　15, 36, 39, 41, 58, 76, 102, 135, 157
肝実質破砕法 37
肝（実質）離断
　　　15, 36, 39, 41, 58, 76, 102, 135, 157
肝授動 9, 97
肝静脈根部 122
肝静脈出血 140
肝腎間膜 155
肝不全 24
肝門部脈管個別処理法 152
肝予備能 26, 48, 91, 142
肝離断線 32
灌流機能付き電極 143
胸水貯留 147
巨大肝癌 4, 17
巨大腫瘍 8, 55, 142, 152
血管の処理 56

楔状切除 39
血清アルブミン値 26
血清ビリルビン値 26, 48
血流遮断鉗子 35
後出血 147

さ
左肝静脈根部 75
左肝静脈処理 60, 83
左肝静脈切離 137
左肝切除術 116
左肝脱転操作 133
左側肝門部の脈管処理 124
止血 20, 62
　　──確認 112
自動縫合器 79, 80, 83, 145
出血 23, 44, 64, 85, 113, 159
術後出血 51
術前シミュレーション 91
術前3D画像 4
術中胆汁漏 66, 86, 159
術中超音波検査 12, 32, 76, 95
切離ライン 17, 59
染色マーキング 100
選択的阻血法 14
造影超音波検査 96
ソフト凝固 38, 86

た
ターニケット 14, 35
高崎式肝切除率・残肝機能対応表 117
タコシール® 63
胆管損傷 23
胆汁漏 21, 23, 44, 51, 63, 113, 147
胆嚢摘出 40, 123
超音波ガイド下穿刺 100
超音波外科用吸引装置 17, 38, 59, 137
テーピング 14
テストクランプ 131
ドレーン挿入 62
ドレーン留置 43, 112

な
難治性胸腹水 24

INDEX

は

- バイポーラ……………………………… 17, 59, 63
- 半球状切除……………………………………… 41
- 微小気泡造影剤………………………………… 33
- 左肝静脈根部…………………………………… 75
- 左肝静脈処理……………………………… 60, 83
- 左肝静脈切離………………………………… 137
- 左肝切除術…………………………………… 116
- 左肝脱転操作………………………………… 133
- 腹腔鏡下肝外側区域切除術…………………… 68
- 腹腔鏡下肝部分切除術………………………… 26
- 腹腔内膿瘍……………………………………… 24
- 腹水……………………………………………… 51
  - ――貯留…………………………………… 147
- プローブ………………………………… 33, 96, 101
- ペアン鉗子…………………………………… 143
- ペアンクラッシュ法………………………… 157
- ベッセルループ………………………………… 61
- ペンローズドレーン…………………………… 80

ま

- マーキング……………………………………… 32
- 右冠状間膜…………………………………… 155
- 右肝切除術…………………………………… 142
- 右肝脱転操作………………………………… 134
- 右肝の授動…………………………………… 155
- 右季肋部切開…………………………………… 8
- 脈管個別処理法……………………………… 129

や

- 輸液……………………………… 29, 50, 140

欧文

- Arantius管……………………………………… 54
  - ――の切離………………………………… 133
- Arantius板……………………………………… 75
- demarcation line…………………… 101, 136, 157
- Glisson一括処理法…………………………… 129
- ICG蛍光抗体法………………………………… 33
- ICG 15分停滞率………………… 26, 49, 116, 142
- ICG消失率……………………………………… 48
- IVCテーピング……………………………… 131
- MDCT (multi detector row CT)…………… 142
- Pringle法………………………… 13, 14, 34, 76, 102
- Spiegel葉の授動・脱転……………………… 98
- Stay Suture法………………………………… 136
- S2亜区域切除術……………………………… 105
- S3亜区域切除術……………………………… 106
- S4亜区域切除術……………………………… 107
- S5亜区域切除術……………………………… 108
- S6亜区域切除術……………………………… 109
- S7亜区域切除術……………………………… 110
- S8亜区域切除術……………………………… 111
- umbilical fissure vein……… 76, 78, 82, 85, 106
- Vessel sealing device………………………… 143
- Winslow孔………………………………… 14, 35, 63

新 DS NOW
Digestive Surgery

2019年ラインアップ

Web動画付き

◆ 編集主幹
白石 憲男 大分大学医学部総合外科・地域連携学講座 教授

◆ 編集委員
北川 裕久 倉敷中央病院外科 部長
新田 浩幸 岩手医科大学医学部外科学講座 准教授
山口 茂樹 埼玉医科大学国際医療センター消化器外科 教授

- 年4冊刊行（2・5・8・11月）
- 体裁：A4判・オールカラー・並製・160頁程度
- 1部定価（本体10,000円＋税）
- **年間購読申込み受付中！**
  2019年・年間購読料（本体40,000円＋税）
  ※No.1〜No.4：4冊（送料弊社負担）

---

1 既刊 上部消化管癌に対する標準手術
担当編集委員　白石 憲男

- 開胸下食道癌根治術
- 胸腔鏡下食道癌根治術
- 開腹下幽門側胃切除術
- 開腹下胃全摘術
- 腹腔鏡下幽門側胃切除術
- 腹腔鏡下噴門側胃切除術
- 腹腔鏡下胃全摘術
- 食道胃接合部癌に対する内視鏡外科手術

2 既刊 下部消化管癌に対する標準手術
担当編集委員　山口 茂樹

- 腹腔鏡下結腸右半切除術
- 腹腔鏡下左側横行結腸・下行結腸切除術
- 腹腔鏡下S状結腸切除術
- 腹腔鏡下低位前方切除術
- 腹会陰式直腸切除術の会陰操作
- 側方リンパ節郭清

3 既刊 肝癌に対する標準手術
担当編集委員　新田 浩幸

- 開腹下肝部分切除術
- 腹腔鏡下肝部分切除術
- 開腹下肝外側区域切除術
- 腹腔鏡下肝外側区域切除術
- 開腹下系統的肝亜区域切除術
- 左肝切除術
- 右肝切除術

4 胆道癌・膵癌に対する標準手術
担当編集委員　北川 裕久

- 肝門部領域胆管癌に対する右肝切除術
- 肝門部領域胆管癌に対する左肝切除術
- 遠位胆管癌に対する膵頭十二指腸切除術
- 胆嚢癌に対する肝切除および膵頭十二指腸切除術
- 膵頭部癌に対する膵頭十二指腸切除術
- 膵体部癌に対する膵体尾部切除術
- 膵尾部癌に対する遠位側膵切除術

※ご注文，お問い合わせは最寄りの医書取扱店または直接弊社営業部まで。

メジカルビュー社
〒162-0845　東京都新宿区市谷本村町2番30号
TEL. 03（5228）2050　E-mail（営業部）eigyo@medicalview.co.jp
FAX. 03（5228）2059　http://www.medicalview.co.jp

注文書　ご希望の書名・冊数をご記入ください。　　FAX 03-5228-2059

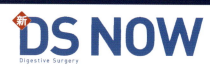

※年間購読のお届け先の住所を変更する場合は、下欄の「ご住所」「お客様番号」「変更日付」「お名前」をご記入ください。

☐ シリーズ既巻／続巻

- No. 1　上部消化管癌に対する標準手術（定価［税抜き］¥10,800）　____ 冊
- No. 2　下部消化管癌に対する標準手術（定価［税抜き］¥10,800）　____ 冊
- No. 3　肝癌に対する標準手術（定価［税抜き］¥10,800）　本書
- No. 4　胆道癌・膵癌に対する標準手術（定価［税抜き］¥10,800）　____ 冊　（2019年8月刊行予定）

☐ その他の書籍

書籍名	定価［税抜き］	冊数
改訂第2版　消化器外科専門医へのminimal requirements	¥9,800	冊
消化器外科 minimal requirements　実践応用編	¥8,500	冊
消化器外科周術期合併症の minimal requirements	¥9,500	冊
がん研　肝胆膵外科　ビデオワークショップ	¥9,000	冊

がん研スタイル 癌の標準手術						
	肝癌	¥12,000	冊	食道癌	¥13,000	冊
	胃癌	¥12,000	冊	結腸癌・直腸癌	¥13,000	冊
	肺癌	¥13,000	冊	膵癌・胆道癌	¥13,000	冊

☐ ご注文商品のお届け先住所

☐ 住所変更
※年間購読のお届け先の住所を変更する場合は、下欄の「ご住所」「お客様番号」「変更日付」「お名前」をご記入ください。

お届け方法（いずれかに○印）

1. **書店**　下欄に書店をご指定いただくか、書店に直接お渡しください。
   （　　市・区／書店名：　　　　　　　　　　　　　　　　　）

2. **代引宅配便**　配送手数料 500円［税抜き］　1～2営業日で発送します
3. **宅配便**　配送手数料 500円［税抜き］　2～3営業日で発送します
4. **郵送**　配送手数料 300円［税抜き］　2～3営業日で発送します

フリガナ ご住所	〒　　　　（どちらかに○印／ご自宅・ご勤務先）　☎（　）
お客様番号 ※住所変更のみ	｜｜｜｜｜｜　毎回お送りしています封筒に印字されている6ケタの数字をご記入ください。　変更日付 ※住所変更のみ　年　月　日より
フリガナ お名前	E-mail
フリガナ ご勤務先	
フリガナ ご請求先	（お届け先と異なる場合のみ）※代引宅配便は指定できません

メジカルビュー社　〒162-0845 東京都新宿区市谷本村町2番30号　TEL.03(5228)2050

ご注文に際しての個人情報に関しましては、商品の配送、ご請求、メールでのご案内に使用させていただきます。

新DS NOW No.3
肝癌に対する標準手術 —手技習得へのナビゲート—

2019年6月20日　第1版第1刷発行

- **担当編集委員**　新田浩幸　にった　ひろゆき

- **編集主幹**　白石憲男　しらいし　のりお
- **編集委員**　北川裕久　きたがわ　ひろひさ
  　　　　　　新田浩幸　にった　ひろゆき
  　　　　　　山口茂樹　やまぐち　しげき

- **発行者**　三澤　岳

- **発行所**　株式会社メジカルビュー社
  〒162-0845　東京都新宿区市谷本村町2-30
  電話　03(5228)2050(代表)
  ホームページ　http://www.medicalview.co.jp/

  営業部　FAX 03(5228)2059
  　　　　E-mail　eigyo@medicalview.co.jp

  編集部　FAX 03(5228)2062
  　　　　E-mail　ed@medicalview.co.jp

- **印刷所**　シナノ印刷株式会社

ISBN978-4-7583-1652-1　C3347

©MEDICAL VIEW, 2019.　Printed in Japan

- 本書に掲載された著作物の複写・複製・転載・翻訳・データベースへの取り込みおよび送信(送信可能化権を含む)・上映・譲渡に関する許諾権は,(株)メジカルビュー社が保有しています.
- JCOPY〈出版者著作権管理機構　委託出版物〉
  本書の無断複製は著作権法上での例外を除き禁じられています.複製される場合は,そのつど事前に,出版者著作権管理機構(電話 03-5244-5088, FAX 03-5244-5089, e-mail:info@jcopy.or.jp)の許諾を得てください.
- 本書をコピー,スキャン,デジタルデータ化するなどの複製を無許諾で行う行為は,著作権法上での限られた例外(「私的使用のための複製」など)を除き禁じられています.大学,病院,企業などにおいて,研究活動,診察を含み業務上使用する目的で上記の行為を行うことは私的使用には該当せず違法です.また私的使用のためであっても,代行業者等の第三者に依頼して上記の行為を行うことは違法となります.